Mukhtor Eshbekov

Conversas sobre a doença da úlcera péptica

Mukhtor Eshbekov

Conversas sobre a doença da úlcera péptica

ScienciaScripts

Imprint

Any brand names and product names mentioned in this book are subject to trademark, brand or patent protection and are trademarks or registered trademarks of their respective holders. The use of brand names, product names, common names, trade names, product descriptions etc. even without a particular marking in this work is in no way to be construed to mean that such names may be regarded as unrestricted in respect of trademark and brand protection legislation and could thus be used by anyone.

Cover image: www.ingimage.com

This book is a translation from the original published under ISBN 978-620-6-79608-4.

Publisher:
Sciencia Scripts
is a trademark of
Dodo Books Indian Ocean Ltd. and OmniScriptum S.R.L publishing group

120 High Road, East Finchley, London, N2 9ED, United Kingdom
Str. Armeneasca 28/1, office 1, Chisinau MD-2012, Republic of Moldova, Europe
Printed at: see last page
ISBN: 978-620-7-78307-6

Conteúdo

Eshbekov Mukhtor Eshbekovich. Palestras sobre a doença da úlcera péptica. Tashkent, 2023 - 153 p., il. 54.

O livro apresenta os pontos de vista originais do autor sobre o problema da úlcera péptica do estômago e do duodeno. Sobre o tema resumiu e interpretou logicamente os resultados de estudos experimentais e clínicos nesta área. O autor realizou estudos experimentais e clínicos interessantes, cujos resultados proporcionam uma oportunidade para rever a patogénese da úlcera péptica de uma nova forma.

M. Eshbekov oferece uma nova teoria da ulcerogénese, uma classificação praticamente conveniente da doença. Revelou mecanismos mais óbvios de desenvolvimento das úlceras crónicas do estômago e do duodeno, as causas das lesões vasculares em torno das úlceras crónicas, a localização frequente das úlceras na pequena curvatura do estômago e no bolbo do duodeno. No decurso das investigações científicas, foi feita uma descoberta científica: foi revelado um fenómeno de natureza desconhecida até então - a infiltração de suco gástrico através do defeito da úlcera na parede do estômago e do duodeno em doentes com úlcera péptica. Além disso, o autor revelou duas novas regularidades do mundo que nos rodeia - a patogénese da úlcera péptica e a interligação da estrutura das pregas da membrana mucosa do estômago, o licor da parede do suco gástrico, a localização frequente de úlceras na pequena curvatura do estômago e no semicírculo superior do bolbo do duodeno, bem como propôs um método original de tratamento de úlceras gastroduodenais crónicas - auto-hemoplicação endoscópica da úlcera. O livro tem um grande valor prático. Ao mesmo tempo, reforça a parte teórica da doutrina da úlcera péptica e é uma contribuição significativa para a gastroenterologia fundamental.

Ilustrações 54. Tabelas 14. Bibliografia 102 títulos.

Revisores: Ivan Vasilievich Yarema - Chefe do Departamento de Cirurgia Hospitalar, Faculdade de Medicina, Universidade Estatal Médica e Dentária de Moscovo, Membro Correspondente da Academia Russa de Ciências Médicas, Doutor em Ciências Médicas, Professor, Rajab Israilov - Chefe do Departamento de Fisiologia Normal e Patológica e Anatomia Patológica, Academia Médica de Tashkent, Doutor em Ciências Médicas, Professor.

M. E. Eshbekov, 2023

Qualquer conversa consiste em perguntas e respostas às mesmas. Os meus interlocutores foram, antes de mais, os estudantes do Instituto Médico de Tashkent, os doentes com úlcera gástrica e duodenal e os seus familiares, os meus colegas, os revisores dos meus trabalhos científicos, os meus opositores, respondendo às perguntas dos quais surgiram as modestas ideias e pensamentos apresentados neste livro. As respostas baseiam-se nos resultados de numerosos estudos científicos e observações clínicas de cientistas e clínicos que me precederam no tempo, bem como na minha própria investigação científica, realizada dentro das paredes do Primeiro Instituto Médico de Tashkent e do Centro Científico Especializado Republicano de Cirurgia com o nome de V. Vakhidov do Ministério da Saúde da República do Uzbequistão.

Sem dúvida que a base para este trabalho é uma enorme experiência científica e clínica acumulada por cientistas e clínicos proeminentes da geração mais velha, pela qual lhes estou muito grato. Estou grato aos meus numerosos assistentes - estudantes seniores do Instituto Médico de Tashkent dos anos oitenta - pela sua ajuda na recolha de fontes de informação científica. Estou especialmente grato ao académico Vakhidov Vasit Vakhidovich - diretor do Centro Científico Especializado Republicano de Cirurgia do Ministério da Saúde da República do Uzbequistão, ao professor Iskander Mukhamedovich Baibekov - chefe do laboratório de anatomia patológica, ao candidato às ciências médicas Bahadir Mirsagatovich Mirzakhmedov - chefe do departamento de anatomia patológica deste centro, pelo apoio e assistência na realização da sua própria investigação. Só graças à cooperação de cirurgiões-gastroenterologistas e morfologistas no decurso destes estudos foi possível fazer uma descoberta científica, que ocupa a posição-chave deste trabalho.

Eu gostaria de enfatizar a atitude amigável para a nossa aplicação para a descoberta científica № OT- 12119 datado de 6 de fevereiro de 1991 e feedback positivo para o académico RAMS A. S. Loginov - Diretor do Instituto Central de Pesquisa de Gastroenterologia, Professor L. I. Aruin - Chefe do Laboratório de Patomorfologia do Instituto Central de Investigação de Gastroenterologia, Académico da RAMS N. K. Permyakov - Diretor do Instituto de Investigação de Morfologia Humana da RAMS e Membro Correspondente da RAMS V. A. Shakhlamov - Diretor Adjunto para a Ciência do Instituto de Investigação de Morfologia Humana da RAMS. Espero que aceitem a minha gratidão muito tardia. A apoteose da minha atividade científica ocorreu em 21 de maio de 1998, quando a Associação

Internacional de Autores de Descobertas Científicas (Moscovo) registou a nossa descoberta científica (co-autores - Baibekov I.M., Mirzakhmedov B.M.) "Fenómeno de INFILTRAÇÃO de sumo gastrointestinal através de um defeito popular na parede da glândula e da cúspide divenadacapitular em doentes com DRGE popular" (Moscovo. Registo n.º 120). Expresso a minha sincera gratidão ao Presidente da Academia Russa de Ciências Naturais O.L. Kuznetsov, ao Presidente da Associação Internacional de Autores de Descobertas Científicas V.G. Tyminsky, ao Diretor Executivo desta Associação V.V. Pototsky, a todos os peritos. O Presidente da Associação Internacional de Autores de Descobertas Científicas, O.L. Kuznetsov, V.G. Tyminsky, o Diretor Executivo desta Associação, V.V. Pototsky, todos os peritos, pela sua assistência na análise do nosso pedido e pela confirmação do estabelecimento de uma descoberta científica com a atribuição do Diploma n.º 104 pela descoberta e a atribuição da medalha comemorativa da Academia "Autor de Descoberta Científica" dedicada ao Prémio Nobel Petr Leonidovich Kapitsa.

Meu caro leitor, o provérbio diz: "Se o orador é estúpido, o ouvinte deve ser inteligente". Ficaria muito feliz se o meu livro fosse lido por um venerável professor, mas ficarei satisfeito se sua eminência o estudante de medicina condescender em fazê-lo. Todas as suas observações críticas serão recebidas com gratidão.

Eshbekov Mukhtor Eshbekovich. Professor de VMA das Forças Armadas da República do Uzbequistão, Doutor em Ciências Médicas. Contactos: tel: +99899 833 00 49. Endereço: Uzbequistão, Tashkent, distrito de Almazarskiy. Medgorodok, G-30, d.2-a, sq. 27.

FAMILIARIZAÇÃO

Tenho 74 anos de idade. Em 1972, licenciei-me na Faculdade de Medicina do Instituto Médico de Samarkand com o nome do académico I.P. Pavlov. Depois da residência clínica em cirurgia no Departamento de Cirurgia Hospitalar do mesmo instituto, estudos de pós-graduação em cirurgia pulmonar no Centro Científico Russo de Cirurgia com o nome de B.V. Petrovsky da Academia Russa de Ciências Médicas, depois trabalhou no Departamento de Cirurgia Hospitalar do Instituto Médico de Tashkent e no Centro Científico Especializado Republicano de Cirurgia com o nome de V.V. Vakhidov. Trabalhou no sistema de saúde - Diretor da filial regional de Jizzak do Centro Científico Republicano de Cuidados Médicos de Emergência do Ministério da Saúde da República do Uzbequistão. Atualmente, professor da Academia Médica Militar das Forças Armadas da República do Usbequistão. Doutor em Ciências Médicas. A tese de doutoramento é principalmente dedicada à patogénese da úlcera gástrica e duodenal, que é o tema de todas as nossas conversas. Por isso, vamos primeiro familiarizar-nos com ela, apesar de ser uma velha conhecida nossa. Quase todos os livros que tratam desta doença começam por descrever o seu conceito. Com a vossa permissão, fá-lo-emos no final das nossas conversas. Os dados estatísticos, a etiologia, o quadro clínico da úlcera péptica e as suas complicações, os métodos de diagnóstico e o tratamento são descritos em pormenor em numerosos livros de texto e monografias, pelo que não é necessário repeti-los. Penso que seria mais correto começarmos a falar sobre os sinais permanentes mais proeminentes desta doença.

É geralmente aceite que o substrato morfológico caraterístico da doença da úlcera péptica é uma úlcera gástrica ou duodenal crónica. Esta é precedida e, nas exacerbações, acompanhada por numerosas erosões e úlceras agudas únicas da zona piloroduodenal. Mas ainda mais cedo surgem "cólicas gástricas" devido a espasmos dos músculos lisos do estômago.

As erosões são um defeito superficial dentro da sua própria camada mucosa e cicatrizam num máximo de uma semana sem deixar cicatriz. O tempo de cicatrização das erosões é determinado pela taxa de renovação do epitélio de revestimento e das estruturas glandulares da mucosa gástrica. Em situações desfavoráveis, algumas erosões localizadas principalmente na pequena curvatura do estômago e no bolbo do duodeno transformam-se em úlceras agudas.

A úlcera aguda caracteriza-se pela disseminação do processo necrótico profundamente na parede do estômago ou do duodeno até à camada muscular e, por vezes, até à membrana serosa. Os bordos da úlcera são moles, com um processo inflamatório fraco. A maioria dos doentes com úlceras gástricas e duodenais agudas cicatriza, deixando cicatrizes suaves que não deformam a parede do órgão. Em condições desfavoráveis, a partir de uma úlcera aguda formam-se úlceras crónicas, que se caracterizam por um curso prolongado e pelo desenvolvimento de complicações. Mesmo no caso de cicatrização, estas úlceras deixam, muitas vezes, cicatrizes ásperas, que comprimem as paredes do estômago e do duodeno. As úlceras crónicas são normalmente acompanhadas pelo desenvolvimento de perigastrite, periduodenite e formação de aderências inter-orgânicas na zona hepatopiloroduodenal.

Caro leitor, não o sobrecarreguei com a descrição da clínica da úlcera péptica e das suas complicações, porque atualmente, graças ao trabalho titânico dos nossos antecessores, a literatura mundial acumulou um número suficiente de factos, por vezes contraditórios, relativos à etiologia e patogénese, clínica, bem como ao curso e tratamento desta doença, cuja fiabilidade é geralmente reconhecida. Estes incluem: 1. A presença de stress e de perturbações alimentares na anamnese da maioria dos doentes com úlcera péptica. 2. Sazonalidade da ocorrência da doença e das suas exacerbações. 3. Predominância da localização duodenal na idade jovem e da localização gástrica da úlcera na idade avançada. 4. A úlcera duodenal caracteriza-se por uma elevada acidez do suco gástrico e a úlcera gástrica por uma acidez normal ou baixa. 5. A combinação da úlcera péptica com doenças dos órgãos do trato gastrointestinal (fígado, pâncreas, intestino delgado). 6. Combinação de úlcera péptica com doenças de órgãos não diretamente relacionados com o tubo intestinal (doença cardíaca, doença pulmonar com perturbações circulatórias, queimaduras cutâneas, condições sépticas, traumatismos graves, especialmente craniocerebrais, bócio tireotóxico, hiperparatiroidismo). 7. Relação entre a formação de úlceras e a ingestão de um certo número de medicamentos (hormonas glucocorticóides, preparados de ácido acetilsalicílico). 8. Aceleração da função de esvaziamento gástrico na úlcera duodenal e seu abrandamento na úlcera gástrica. 9. Localização frequente de úlceras no bolbo do duodeno e na pequena curvatura do estômago. 10. A presença de tais estados do aparelho glandular da mucosa gástrica em pacientes com úlcera péptica, como hipertrofia, hiperplasia no duodeno, atrofia, hipoplasia na localização gástrica de úlceras. 11. Presença de alterações vasculares à volta da úlcera crónica. 12. Participação do nervo vago e das hormonas gastrointestinais na regulação das funções digestivas. 13. Alterações da função das glândulas endócrinas em doentes com úlcera péptica (hipófise, tiroide, córtex suprarrenal). 14. Efeito positivo da redução da acidez do suco gástrico no processo de cicatrização de úlceras gastroduodenais (medicamentos que reduzem a acidez do suco gástrico, vagotomia, ressecção gástrica). Existem muitos factos deste tipo, mas escolhi apenas aqueles cuja fiabilidade não é posta em causa por ninguém. A próxima palestra será dedicada à patogénese da úlcera péptica. Peço aos alunos que se familiarizem com os materiais sobre a fisiologia da digestão, a etiopatogénese, a clínica, o diagnóstico e os princípios de tratamento da úlcera péptica e das suas complicações, a anatomia patológica das úlceras gástricas e duodenais agudas e crónicas, as teorias da formação da úlcera.

ETIOLOGIA E PATOGÉNESE DA ÚLCERA PÉPTICA
. UM NOVO OLHAR SOBRE UM PROBLEMA ANTIGO

Atualmente, está provado que a úlcera péptica do estômago e do duodeno é uma doença polietiológica. Passaram mais de 150 anos desde a altura em que, graças aos trabalhos de J. Crevelier, a úlcera péptica foi reconhecida como uma unidade nosológica independente. Durante este tempo, foram propostas muitas teorias sobre a etiopatogénese desta doença. Cada uma destas teorias teve, e tem agora, os seus apoiantes e opositores, munidos de uma quantidade considerável de provas da sua correção. Todas estas teorias foram descritas muitas vezes em livros de texto e monografias importantes. Também eu, provavelmente, não posso evitar este destino, mas quero intrigar-vos de antemão que não concordo com a sua abundância, e vocês, penso eu, também me apoiarão no facto de que a doença pode ter muitas causas, mas a patogénese deve ser uma só e a esta patogénese única deve corresponder também uma única teoria. Provavelmente, deveria ter citado primeiro todas estas teorias, criticá-las, depois propor a minha teoria e defendê-la, confirmando a minha correção com os dados da literatura e os resultados da minha própria investigação. Com a vossa permissão, vou quebrar o estereótipo existente de apresentação e quero propor imediatamente a minha teoria e depois compará-la com as antigas.

De acordo com a nova teoria, a úlcera gástrica e duodenal tem múltiplos factores etiológicos mas uma única patogénese. Dividi os factores etiológicos da úlcera péptica em três grupos: 1. Factores que contribuem para o aumento do metabolismo e do gasto energético do organismo. 2. Factores que limitam o fluxo de nutrientes para o corpo e a sua entrega aos tecidos. 3. Factores com um mecanismo de ação misto.

Uma nova teoria da úlcera péptica e do duodeno

Grupo I	II grupo
Excesso de esforço neuropsiquiátrico.	Deficiências nutricionais uma dieta de ingredientes valiosos e alimentos de baixo teor calórico
Carga física excessiva.	Receção retardada ou nula dos alimentos, diminuição do efeito tampão dos alimentos.
Aumento do crescimento do organismo.	Obstrução do esófago.
Factores meteorológicos (frio, calor, radiação ultravioleta) Doenças que exigem um aumento acentuado das defesas intestinais e processos reparadores (queimaduras, sépsis, traumatismos, nomeadamente cranianos e	Perturbação da absorção a partir do intestino (enterocolite crónica, isquemia crónica, ressecção ítestinal, paresia intestinal, síndrome de hipertensão portal)

cerebrais).	
Preparações hormonais e seus sinergistas, aspirina.	Perturbação do transporte de energia das substâncias genéticas para os tecidos (hipotensão, oclusão arterial).

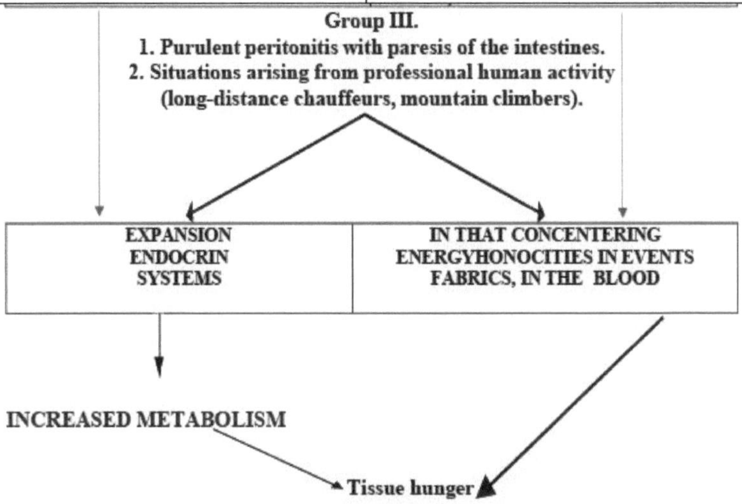

Group III.
1. Purulent peritonitis with paresis of the intestines.
2. Situations arising from professional human activity
(long-distance chauffeurs, mountain climbers).

EXPANSION ENDOCRIN SYSTEMS	IN THAT CONCENTERING ENERGYHONOCITIES IN EVENTS FABRICS, IN THE BLOOD

INCREASED METABOLISM

Tissue hunger

Grupo III.
1. Peritonite purulenta com paresia dos intestinos.
2. Situações decorrentes da atividade humana profissional
(motoristas de longo curso, alpinistas).

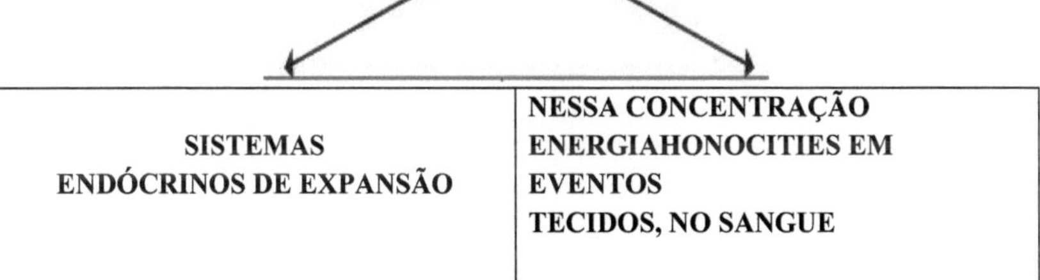

SISTEMAS ENDÓCRINOS DE EXPANSÃO	NESSA CONCENTRAÇÃO ENERGIAHONOCITIES EM EVENTOS TECIDOS, NO SANGUE

AUMENTO DO METABOLISMO

Fome de tecidos

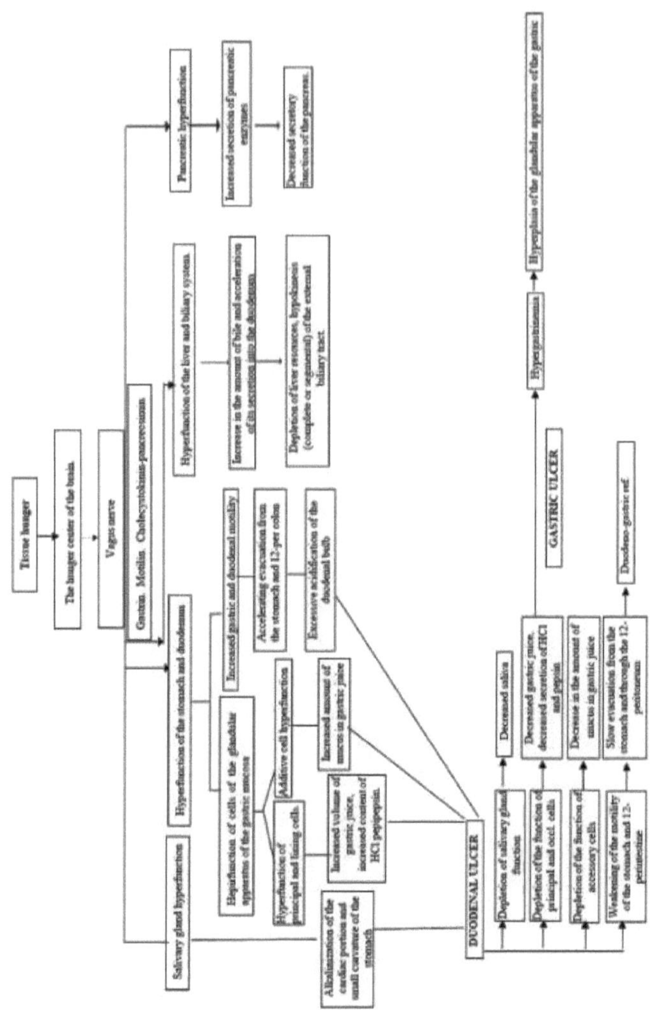

9

Como se pode ver no esquema acima, a cadeia etiopatogénica da úlcera péptica tem três fases. A primeira fase é caracterizada pelo aparecimento no corpo do doente, sob a influência de uma série de factores externos e internos, de desequilíbrios nos processos de assimilação e dissimilação, resultando no desenvolvimento de inanição dos tecidos. Este desequilíbrio ocorre quando o organismo é afetado por cada um dos três grupos de factores acima mencionados. Os factores do segundo grupo conduzem diretamente a uma deficiência de nutrição no organismo e nos tecidos em resultado da receção limitada dos componentes necessários dos alimentos com valor plástico e energético devido ao seu baixo teor na ração alimentar ou à ausência de ingestão de alimentos ou à perturbação dos processos de absorção e da sua entrega aos tecidos ao nível normal do metabolismo.

A ação dos factores do primeiro grupo, que ocorre com a participação de mecanismos endócrino-humorais subtis, leva à aceleração dos processos de consumo de energia no contexto de parâmetros antropométricos normais da ração alimentar e sem perturbar a absorção e o transporte de transportadores de energia. Os factores do terceiro grupo têm um mecanismo de ação misto. Sob a sua influência, por um lado, aumenta o metabolismo e, por outro, forma-se um défice de energia devido à ingestão limitada de alimentos no organismo ou à absorção deficiente de ingredientes alimentares pelo intestino. A grande necessidade de energia e material plástico sob sobrecargas neuropsíquicas e físicas, em condições climatéricas desfavoráveis, a ativação de forças protectoras e processos de reparação durante certas doenças e lesões, após intervenções cirúrgicas grandes e pesadas, especialmente em organismos jovens em crescimento, requer um aumento acentuado do metabolismo, o que só é possível através do aumento da produção de hormonas apropriadas da hipófise, tiroide e glândulas supra-renais. Se a quantidade e a qualidade da alimentação não corresponderem às necessidades acrescidas do organismo, surge a fome. Termina assim a primeira fase da ulcerogénese.

A segunda fase começa com a resposta do organismo à fome nos tecidos. Em primeiro lugar, o centro da fome no cérebro reage à deficiência nutricional nos tecidos, incluindo o sangue. Os centros de controlo dos órgãos do trato gastrointestinal respondem aos sinais provenientes deste centro. Há um hipertonus do nervo vago, gânglios nervosos autónomos. Aumenta ainda a salivação, ativa a atividade secretora e evacuadora motora do estômago, duodeno, intestino delgado e grosso, acelera os processos bioquímicos no fígado e no pâncreas, aumenta o tónus do sistema biliar. O aumento do metabolismo requer a aceleração do fornecimento de energia e de material plástico aos tecidos. Existem acompanhantes específicos do aumento do metabolismo: aumento da frequência cardíaca, ligeiro aumento da pressão arterial, aumento do volume de sangue circulante e até aumento da hemopoiese. Sob a influência de reflexos condicionados, num estômago vazio, entra uma grande quantidade de suco gástrico contendo uma elevada concentração de ácido clorídrico, pepsina e muco. A libertação de bílis e de sumo pancreático é feita mais tarde, em resposta à chegada de alimentos ao duodeno. Todos estes processos são realizados com a participação direta da regulação nervosa e humoral da homeostasia: o centro da fome do cérebro, o nervo vago, as hormonas gastrointestinais (gastrina, motilina, secretina, colecistoquinina- pancreosimina, etc.). Esquematicamente, a nova teoria da úlcera péptica é a seguinte.

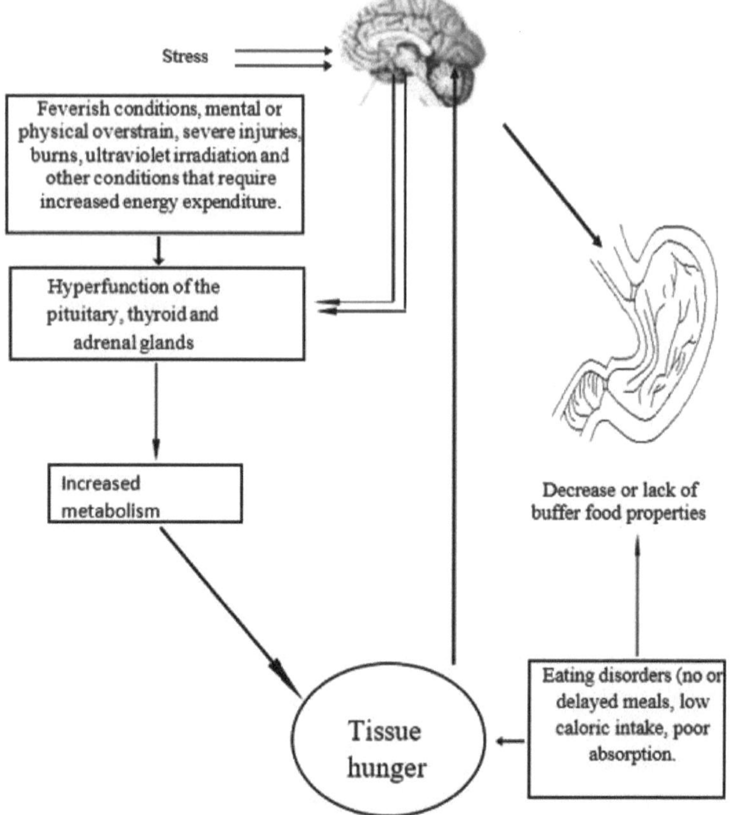

Fig. 1. Sequência dos processos neuro-humorais de acordo com a teoria trófica da úlcera gástrica e duodenal.

O papel principal na formação de úlceras e no duodeno e estômago pertence à agressão ácido-péptica do suco gástrico. Da ação agressiva de concentrações aumentadas de ácido clorídrico e pepsina, a mucosa gástrica é inicialmente protegida devido a um aumento das propriedades protectoras da mucosa, incluindo o aumento da formação de muco e a hipersalivação. Enquanto o muco reveste em maior quantidade a região antral, a saliva lava a porção cardíaca, a pequena curvatura do corpo do estômago. No duodeno, o fator neutralizante do suco gástrico é a bílis e o suco pancreático. Mas em condições de aumento da função evacuatória motora do trato gastrointestinal, o seu efeito alcalinizante é possível nas partes descendentes do duodeno: o bolbo do duodeno permanece desprotegido. Além disso, não devemos esquecer que a maior parte da bílis e do sumo pancreático é segregada após a chegada dos alimentos ao duodeno e que o sumo gástrico é segregado com o estômago vazio, quando a porteira está aberta. Assim, cria-se a condição para o desenvolvimento de úlceras no bolbo do duodeno.

Questão: Qual é o papel da gastrina na regulação da função secretora gástrica e qual é o seu significado na ulcerogénese? A gastrina estimula a secreção de ácido clorídrico, pepsina e muco no estômago. Muitos estudos investigaram o papel da gastrina na regulação da secreção gástrica. Resumindo-os, pode fazer-se a seguinte síntese. Os doentes com úlcera péptica com níveis elevados de ácido clorídrico e pepsina têm níveis baixos de gastrina no sangue. Este grupo inclui os jovens com úlceras duodenais. Quando a concentração de ácido clorídrico e a atividade da pepsina no suco gástrico diminuem, a secreção de gastrina pelas células G aumenta. Observam-se níveis elevados de gastrina em doentes com um estado hipo e especialmente anácido do suco gástrico, devido à atrofia da mucosa gástrica, desde que a secção antral não seja afetada. Assim, a gastrina é como um dupleto do nervo vago, mas saindo para o campo após o final do jogo e, em princípio, um papel importante na hipersecreção de ácido clorídrico e pepsina em jovens não joga, portanto, não pode ser a causa do desenvolvimento de úlcera péptica. As excepções são a síndrome de Zollinger-Elison e as úlceras de gastroenteroanastamose, intestino delgado após ressecção gástrica segundo o método Bilroth-2, no caso de se deixar parte da mucosa da secção antral no coto do intestino 12-p. (funciona a lei da inibição antral da secreção de ácido clorídrico). Além disso, a hipergastrinemia, que ocorre em pacientes com estado anácido do suco gástrico, com efeito hiperplástico nas células principais e de revestimento das glândulas da mucosa gástrica, é provavelmente um dos factores que provocam a carcinogénese.

Questão: Não está a exagerar o papel da saliva na proteção da mucosa gástrica? Não, não estou a exagerar. Pelo contrário, penso que é mais importante do que pensamos. Afinal, por dia, são atribuídos cerca de 1,5-2 litros de saliva e, quando o corpo tem fome, a salivação aumenta. Assim, a quantidade de saliva é maior do que a de sumo gástrico. Com uma reação ligeiramente alcalina (pH 7,08-7,36), esta solução mucosa rica em proteínas protege não só a parte cardíaca, mas também outras partes do estômago.

O aparecimento de ulcerações no estômago completa a terceira fase seguinte da doença. Num estômago vazio, o suco gástrico produzido pelas glândulas cardíacas e fúndicas flui principalmente ao longo da pequena curvatura

devido à estrutura especial das dobras da mucosa gástrica. Este sumo contém uma elevada concentração de
ácido clorídrico e pepsina ativa, para cuja neutralização as forças protectoras desta zona são principalmente gastas. Com o tempo, surge a gastrite atrófica antrocardíaca, a hipossalivação. A mucosa gástrica ao longo da pequena curvatura é privada de funções de barreira. Isto ocorre com uma relativa preservação das capacidades funcionais e da substância morfológica da mucosa de outras partes do estômago, responsável pela produção de ácido clorídrico e pepsina. Enfraquecimento da motilidade do estômago e do duodeno. Diminui a sua função evacuadora, o que faz com que o tempo de contacto do suco gástrico com a mucosa gástrica aumente. Assim, explica-se o desenvolvimento de úlceras ao longo da pequena curvatura do estômago. A sobrecarga funcional excessiva das estruturas glandulares provoca o seu esgotamento e, mais cedo ou mais tarde, termina em hipofunção. Por conseguinte, juntamente com o enfraquecimento da função secretora do estômago, paralelamente ou à sua frente, por vezes atrasada, enfraquece a função do fígado, a hipocinesia de todo ou de partes do sistema biliar /discinesia/, a função secretora esgotada do pâncreas, desaparece o hipertónio do nervo vago, enfraquece a função evacuadora motora do estômago, do duodeno, o tónus de guardião com o desenvolvimento de estase duodenal e do reflexo duodeno-gástrico. O conteúdo duodenal lançado no estômago neutraliza o ácido clorídrico e a pepsina nas partes distais do estômago, como que empurrando o local da úlcera para cima ao longo da pequena curvatura. Um papel importante neste processo é desempenhado pela expansão antro-cardíaca da gastrite atrófica ao longo da pequena curvatura do estômago com enterolização da mucosa destas áreas.
Assim, parece-nos que a úlcera gástrica e duodenal é uma das manifestações indesejáveis da síndrome de adaptação-adaptação que ocorre no corpo humano em resposta à inanição de tecidos. O grau de gravidade desta síndrome, a duração de cada uma das suas fases depende provavelmente da força e do momento dos momentos etiológicos, da sua combinação e das características constitucionais do organismo do doente, da configuração e preparação do seu sistema nervoso, bem como do seu potencial endócrino.
Questão: Isto significa que a úlcera péptica é uma síndrome de adaptação? Não, claro que não. Eu disse-o especificamente dessa forma. Estava à espera da sua pergunta. Não há dúvida de que a doença surge como resultado da resposta do organismo à privação de tecidos. Só que esta resposta não tem um carácter adaptativo. Muito provavelmente, deveria ser chamada de reação inadequada do organismo. A reação adequada é

observada em pessoas especialmente preparadas e voluntariamente famintas e em alguns animais durante a hibernação de inverno (ursos, marmotas).

15

BASE FACTUAL DA NOVA TEORIA

Tu, meu exigente interlocutor, esperas que eu prove a nova teoria da úlcera péptica apresentada na conversa anterior e, claro, que refute as teorias anteriores sobre a formação da úlcera. Além disso, nenhum dos cientistas que se dedicam a este tema se pronunciou ainda de forma categórica. Fizeram-no, talvez por causa da sua categoria inerente de polidez ou porque é um procedimento desagradável criticar um contemporâneo. Para mim é muito mais fácil fazê-lo, uma vez que os pensadores que propuseram as velhas teorias da Ulcerogénese estão muito distantes no tempo. A propósito, que nome devemos dar a esta teoria? Chamar-lhe diretamente teoria da fome é um pouco rude. É preferível utilizar um termo estrangeiro - teoria trófica. É mais científico e não corta a orelha.

Uma teoria deve basear-se em factos. Se houver um único facto que a contradiga, a teoria não é fiável. A condição principal é que todos os factores etiopatogénicos, o seu mecanismo de ação, as questões clínicas, o diagnóstico e o tratamento da úlcera péptica devem encontrar respostas a partir de uma posição unificada. Esta teoria deve relacionar estreitamente os factos obtidos experimentalmente com os dados de estudos clínicos. Para testar a validade da nossa proposta de teoria trófica da úlcera péptica, utilizemos os dados da literatura, os resultados das nossas próprias observações clínicas e a investigação científica. Consideremos os pontos das três fases de formação da úlcera de acordo com a teoria proposta. A primeira fase - os factores etiológicos e o seu mecanismo de ação: A sobrecarga nervoso-psíquica e as perturbações alimentares são reconhecidas por todos os autores como causas constantes entre os factores da ulcerogénese. Explicam pela ação destes dois factores a elevada frequência da úlcera péptica na população urbana, nos representantes de algumas profissões (telefonistas, controladores aéreos, condutores de longo curso, maquinistas), durante as guerras e as catástrofes naturais. Mas na literatura, a atividade física excessiva como fator ulcerogénico quase nunca é mencionada. Quando se trata da atividade laboral de uma pessoa relacionada com a úlcera péptica, esta é mais frequentemente associada a uma dieta irregular, descanso insuficiente e sobrecarga neuropsicológica, e o facto de qualquer trabalho (físico e mental) envolver consumo de energia permanece fora de vista. O trabalho dos trabalhadores das profissões acima referidas está associado a uma duração contínua significativa da jornada de trabalho, a um descanso insuficiente, a refeições irregulares e a uma elevada sobrecarga psico-emocional. Poderá objetar, caro leitor, que os animais também estão sujeitos a stress, também "trabalham", passam fome, mas raramente têm úlcera péptica ou nem sequer ficam doentes. Sim, os animais também sentem stress. Mas é de curta duração e dura exatamente o tempo em que são perseguidos por um adversário forte. Eles "trabalham", mas o seu trabalho, na natureza, está relacionado apenas com a procura de comida. Não têm o hábito de se vestir, de se despir, de construir uma casa e de a melhorar incessantemente, de poupar, por vezes até de se restringir na alimentação. Não são invejosos. As úlceras gastroduodenais nos animais surgem quando estes caem nas mãos do homem. Os humanos usam vários métodos para o fazer, incluindo a fome, o frio e a imobilização durante longos períodos de tempo. A descrição de tais relatos literários poderia ser continuada, mas em todos os casos são invariavelmente mencionados dois factores: perturbação nutricional e sobrecarga nervosa e mental. Acrescentei aqui o fator da sobrecarga física. Todos estes três factores conduzem ao desenvolvimento de um desequilíbrio energético no organismo vivo, que é a principal causa da inanição dos tecidos. É de notar também que o trabalho mental é acompanhado de um gasto energético significativo. Como pode ver, os dados da literatura sobre estes três pontos apoiam a nossa linha.

Questão: A alta incidência de úlcera péptica entre adolescentes e jovens do sexo masculino pode ser explicada pela teoria trófica? De acordo com o académico Vasilenko V.H. et al. (1987), na adolescência e na idade adulta jovem é delineada a escolha da profissão, ocorre a adaptação de uma pessoa a novas condições sociais de atividade laboral, serviço militar, continuação dos estudos, etc. O aparecimento de fortes experiências psico-emocionais nesta idade tem uma parte significativa no sentimento de amor próprio dos jovens. Assim, contrariamente à opinião de Y. I. Fishzon-Ryss e E. S. Ryss (1987), a juventude não é tão despreocupada, mas, pelo contrário, é rica em situações de stress. Além disso, na adolescência e na adolescência - o período da puberdade - a taxa de crescimento do tamanho do corpo é muito elevada, o que exige uma grande quantidade de energia e de material plástico e, em caso de carência nutricional, pode ser formado pelo seu défice, que com a adesão da sobrecarga física aumenta ainda mais. Como pode ver, meu caro interlocutor, no aparecimento da úlcera péptica em adolescentes e jovens do sexo masculino o valor não é a reestruturação hormonal do corpo, como considerado por P.L. Popov et al. (1980), e inerente a esta reestruturação aumento da carga sobre os órgãos digestivos. A combinação de úlcera péptica em raparigas com vários distúrbios da função menstrual está associada a distúrbios hormonais (Netahata Sh.N. et al. 1975), mas a natureza destes distúrbios (início tardio da menstruação, oligo- e amenorreia) sugere que eles próprios estão associados à desnutrição, ao excesso de trabalho físico e neuropsiquiátrico. É necessário sublinhar a negligência dos jovens relativamente às questões nutricionais. Como se pode ver, a elevada incidência de morbilidade neste grupo etário pode ser explicada do ponto de vista da teoria trófica.

Questão. A teoria trófica é adequada para explicar o carácter sazonal das exacerbações da úlcera péptica? As exacerbações de úlcera péptica nas zonas rurais da Europa e dos países da Ásia Central, onde a população se dedica à agricultura, são mais frequentemente observadas na primavera e no outono, e nas regiões de Irkutsk e Novosibirsk no inverno (Bogachev R.S., 1980; Boger M.M., 1986). A sazonalidade das exacerbações é explicada por vários factores: alteração e diferença da pressão atmosférica, aumento da intensidade da radiação ultravioleta, reestruturação do sistema hormonal do organismo, avitaminose na primavera, hipotermia no inverno, consumo de um grande número de legumes e frutas no outono. No entanto, ninguém presta atenção ao facto de que, na primavera e no outono, o volume de trabalho no campo aumenta devido às campanhas de sementeira e colheita nas zonas rurais, o que exige grandes consumos de energia não só das pessoas diretamente envolvidas no trabalho agrícola, mas também dos trabalhadores dos transportes motorizados, das organizações de aprovisionamento, da indústria transformadora e de outros serviços. Além disso, devido à intensidade e ao aumento da duração do dia de trabalho, o regime alimentar é perturbado, aumentando a proporção de legumes e frutas na dieta, os componentes proteicos e gordos dos alimentos são reduzidos, resultando numa diminuição do seu conteúdo calórico. Não é de somenos importância a ativação da irradiação ultravioleta na primavera. Em grandes doses, a irradiação ultravioleta provoca um aumento da degradação das proteínas, exige um aumento dos processos de reparação e contribui para o aumento do metabolismo. Em resposta, aumenta a função do trato gastrointestinal, incluindo a função secretora do estômago. Isto explica a exacerbação da doença na primavera e no outono nas zonas agrícolas.

A manutenção do equilíbrio térmico em condições de maior transferência de calor ocorre através do aumento da produção de calor devido ao metabolismo intensivo. Prova disso é o aumento da temperatura corporal após uma corrente de ar. A permanência prolongada em condições de baixa temperatura é acompanhada por um gasto de energia relativamente maior e o trabalho físico na estação fria torna-se mais consumidor de energia. Isto explica o agravamento da úlcera péptica no inverno nas regiões de Irkutsk e Novosibirsk, onde se desenvolve a caça à pele no inverno.

Pergunta: Mas então porque é que os trabalhadores das oficinas quentes (siderúrgicos, padeiros, fogões) ficam doentes? Nas oficinas quentes, o corpo humano sobreaquece. Para manter o equilíbrio térmico, parece que a produção de calor e a taxa metabólica devem diminuir. No início, é provável que seja esse o caso. Mas esta não é a solução. Um mandril de ferro tem uma taxa metabólica de zero. É por isso que sobreaquece. Os mecanismos de compensação de um organismo vivo entram em ação. O aumento da transpiração, que requer um aumento da frequência cardíaca, aumenta o metabolismo. Estão a ver, outra vez o metabolismo. A este propósito, lembrei-me do seguinte: Um homem nas montanhas perdeu-se e entrou numa caverna onde estava um gorila. O gorila acolheu-o. Por causa do frio, o homem começou a soprar para os dedos. Quando lhe perguntaram por que razão o fazia, respondeu: "Estava a aquecê-lo". Ferveram chá. Ele começou a soprar para dentro do copo. Porque estás a soprar, perguntou-lhe o gorila. Para arrefecer, foi a resposta. O gorila acusou o pobre viajante de fraude e expulsou-o da gruta. Para evitar que isto me aconteça, gostaria de citar o seguinte facto óbvio. Confirmação da exatidão da nossa análise dos dados da literatura sobre as questões da sazonalidade e dos factores ambientais, no decurso da qual se argumenta que o papel resolutivo na exacerbação da úlcera péptica é, em última análise, desempenhado por um aumento do metabolismo, que, em conjunto com uma violação do regime alimentar, cria um défice nutricional (fome) no corpo, causando, por sua vez, o reforço da função do trato gastrointestinal com todas as consequências daí decorrentes, podendo servir de modelo natural da úlcera péptica nos montanhistas. Durante as subidas difíceis e longas, há stress, carga física excessiva, frio, doses elevadas de luz ultravioleta e, evidentemente, o problema da alimentação. A combinação destes factores leva a um stress excessivo dos processos de consumo de energia no corpo dos atletas e, eventualmente, a um aumento acentuado do metabolismo, o que, por sua vez, estimula um elevado grau de aumento da atividade secretora do estômago. Num curto espaço de tempo, formam-se úlceras gástricas e duodenais agudas, frequentemente acompanhadas de perfuração e hemorragia.

Muitas das disposições dos dados da literatura são confirmadas pelos resultados dos nossos estudos clínicos. No total, foram examinados 600 doentes com úlcera péptica do estômago e do duodeno. Destes, 327 doentes, que foram tratados na clínica em 1989-90, para identificar a composição dos factores que criam a situação ulcerogénica, foram estudadas as condições de vida, o trabalho, a presença de stress, a natureza da alimentação, a quantidade de esforço físico, os maus hábitos, a patologia concomitante revelada. Entre os factores de formação de úlceras, o primeiro lugar foi ocupado pelas perturbações nutricionais. Foram admitidas por 314 doentes (96%). E a maioria dos doentes apresentava não só perturbações nutricionais, mas também uma deterioração significativa da qualidade da alimentação, não raramente com uma diminuição do seu conteúdo calórico. As perturbações nutricionais consistiam na ausência de pequeno-almoço (40 doentes - 12,73%) ou de almoço (35 doentes - 11,14%). Em 93 doentes (29,61%), embora comessem a horas, a sua alimentação consistia num número limitado de pratos: chá, pão, por vezes leite ao pequeno-almoço, chá, pão, saladas de legumes ao almoço, e só à noite pratos quentes, e nem sempre. 27 (8,59%) doentes queixavam-se de uma alimentação seca constante. Em 119 (37,89%) doentes, o distúrbio alimentar foi causado pela irregularidade das refeições: devido a um dia de trabalho não normalizado, comiam mais cedo ou mais tarde do que a hora habitual das refeições.

Esta situação ocorreu com mais frequência nos trabalhadores agrícolas durante as campanhas de sementeira e colheita na primavera e no outono, e nos condutores de transportes a motor - mais frequentemente no transporte de passageiros.

Para determinar se o conteúdo calórico dos alimentos ingeridos corresponde ao volume do gasto energético diário, todos os doentes foram divididos de acordo com a classificação de A. A. Pokrovsky nos seguintes grupos, tendo em conta a norma fisiológica da necessidade de substâncias alimentares e de energia. A. Pokrovsky nos seguintes grupos: Grupo 1 - Doentes com idade até 19 anos - grupo de jovens.

Grupo 2 - Pessoas cujo trabalho não está associado ao trabalho físico. Incluem-se aqui os professores, o pessoal médico, exceto os cirurgiões, os escriturários, os trabalhadores de engenharia, técnicos e científicos.

Grupo 3 - Pessoas que se dedicam ao trabalho mecanizado: tecelões, fiandeiros, operadores de máquinas, etc.

Grupo 4 - Camponeses e trabalhadores que efectuam trabalhos manuais de gravidade média (mecânicos, torneiros, motoristas, apanhadores de algodão e de legumes).

Grupo 5 - Trabalhadores que efectuam trabalhos físicos pesados: carregadores, cortadores de pedra, serradores, serradores de madeira, pedreiros, estucadores, etc.

Grupo 6 - Pessoas em idade de reforma.

A carga física na altura da doença era excessiva em 102 (31,19%) doentes, significativa em 137 (41,90%) doentes e moderada em 31 (9,45%) doentes. Um total de 17,43% (57) doentes tinha uma atividade física baixa.

Quadro n.º 1

Normas recomendadas e conteúdo calórico real da ração diária dos doentes, tendo em conta

conta os principais ingredientes alimentares.

grupos	Número de doentes	Nutrição recomendada				Nutrição real			
		Calorias	proteínas gr.	Gorduras gr.	gr. angular	Calorias	proteínas gr.	Gorduras gr.	gr. angular
I.	12	3300	113	106	451	3277	92	76	600
II.	M. 20	3000	102	97	410	2539,5	80	67	430
	Ж. 12	2700	92	87	369	2477	65	63	440
III.	M. 23	3500	120	113	478	2965,5	90	102	450
	Ж. 8	3200	109	103	437	3033,5	91	87	503
IV.	M. 125	4000	137	129	546	3682	93	115	604
	Ж. 12	3600	123	116	492	2809,75	92	97	501
V	M. 102	4500	154	145	615	4117,75	91	125	710
VI	M. 11	2700	92	81	382	2569,75	93	81	381
	Ж. 2	2400	82	72	340	2267,25	85	74	331

Total: 327

A tabela n.º 1 apresenta as normas nutricionais recomendadas relativamente ao sexo, à idade, à quantidade de esforço físico e à ingestão média diária de calorias pelos doentes. Como se pode ver nesta tabela, os indicadores da nutrição real diferem significativamente das normas nutricionais recomendadas. Esta diferença verifica-se tanto entre os principais componentes energéticos dos alimentos como entre os indicadores do seu valor energético. No grupo dos jovens, o valor energético real dos alimentos quase não é reduzido, mas existe um défice de consumo de proteínas de 18% e de gorduras de 29%. O gasto energético médio diário é coberto pelo aumento da ingestão de hidratos de carbono em 25%. Nos doentes dos grupos 2-5, o défice calórico diário nos alimentos consumidos é, em média, 15,4-20,1% do adequado e deve-se principalmente a uma diminuição do peso específico das proteínas e gorduras na dieta. Só nos doentes em idade de reforma é que o consumo de proteínas e gorduras, bem como o valor energético da dieta diária, correspondem às normas recomendadas.

Assim, apenas 13 dos 327 doentes não registaram uma diminuição do teor de proteínas e gorduras nos alimentos consumidos. Os restantes doentes apresentavam um défice proteico notório na composição dos alimentos consumidos diariamente, principalmente devido a uma diminuição da quantidade de proteínas de origem animal.

O valor energético dos alimentos em 25 doentes era suficiente para cobrir as despesas diárias. Nos restantes 302 doentes (92,35%), foi estimado como baixo. Na maioria dos doentes, uma parte do défice energético causado pela diminuição do teor de proteínas e gorduras na alimentação é coberto pelo aumento do peso específico dos hidratos de carbono em comparação com as normas recomendadas. A redução da quantidade de proteínas na dieta, para além da construção e do desequilíbrio energético, viola, especialmente no caso de um regime alimentar irregular, as propriedades de amortecimento dos alimentos e contribui para o efeito corrosivo do suco gástrico.

Para determinar o grau de stress presente nos pacientes examinados, foram respeitadas as seguintes convenções:

1   grau - as situações de stress foram registadas apenas no trabalho.

2   grau - o stress está ligado a uma situação de conflito na família.

3   grau de stress ocorre tanto no trabalho como na família.

4   O grau de stress é causado pela perda irreparável de uma pessoa próxima, por grandes despesas materiais resultantes de roubo de bens, incêndios, etc.

Entre os nossos doentes, 285 (87,15 %) notaram stress de vários graus, o que ocupa o segundo lugar a seguir ao fator alimentar. As situações de stress ocorrem frequentemente na família - em 102 pessoas (35,79%), um pouco menos frequentemente no trabalho - 86 (30,2%). Tanto na família como no trabalho, 81 doentes (28,4%) estavam sujeitos a stress. Em 16 doentes havia um fator de stress de 4° grau (5,61%).

Frequentemente, observou-se nos doentes uma combinação dos factores acima referidos. A combinação de stress, distúrbios alimentares e sobrecarga física foi observada em 254 doentes. Em 21 doentes, os distúrbios alimentares foram combinados com o stress e, em 13 doentes, com a sobrecarga física. Em 10 doentes apenas se verificou stress, em 3 - carga física excessiva, em 26 doentes o fator alimentar foi isolado. Permitam-me que vos dê alguns exemplos. 1. Paciente Y., 32 anos de idade. I / b. N.º 588. Foi admitida em 20.02.90. Diagnóstico: Úlcera péptica do estômago e duodeno. Úlcera crónica da parede posterior do bulbo duodenal com penetração no ligamento hepático-duodenal. Vive numa zona rural. Adoeceu em 1985, aos 27 anos de idade. Exacerbação na primavera, verão, outono e inverno. Na altura da doença e das exacerbações subsequentes, tinha uma carga física excessiva: professora do ensino básico no ensino secundário, tarefas domésticas - cuidar de 5 filhos e da sogra paralisada, trabalhar na quinta, preparar forragens e ordenhar uma vaca. Para a casa de campo, atribuída pela fazenda do Estado no âmbito de um contrato de 5 anos, cultivava algodão em 10 hectares. As refeições eram extremamente irregulares. Embora fossem de "boa qualidade", o conteúdo calórico era de

2950 kcal, contra a norma de 3600 kcal atribuída às pessoas do grupo 4, segundo a classificação de A.A. Pokrovsky. O stress, classificado como 4 graus, deveu-se às seguintes situações de vida: O meu filho caiu de uma mota e ficou inconsciente e incapacitado na unidade de cuidados intensivos durante 9 dias. Nasceu prematuramente uma filha (peso-1800 g) que sofre de paralisia cerebral. 2. Paciente R., 28 anos de idade. N.º de identificação 638. Admitido em 23.02.90. Diagnóstico: Úlcera péptica do estômago e duodeno. Úlcera crónica da parede posterior do bulbo do duodeno com penetração no pâncreas. Adoeceu em 1982, com 20 anos de idade. Trabalha na fábrica "Foton" como operador. A alimentação é regular, de boa qualidade, o teor calórico corresponde à norma de custo. Associa o aparecimento e o agravamento da doença a discussões na família e a conflitos no trabalho. Após o divórcio com a mulher, não regista qualquer remissão. 3. Paciente L., 20 anos de idade. Foi admitido em 5.02.90. Diagnóstico: Úlcera péptica do estômago e do duodeno. Úlcera crónica da parede anterior do bulbo do duodeno, estenose osl. em fase de subcompensação. Doente em 1985, com 15 anos de idade. Sem stress. Aparecimento de úlcera e exacerbação da doença atribuída ao esforço físico excessivo, má nutrição com violação da ingestão de alimentos. Atleta. Praticava basquetebol. Após os estudos, treino diário com o estômago vazio. 4. Paciente K., 18 anos de idade. N.º de identificação 1473. Admitido em 03.04.90. Diagnóstico: Úlcera péptica do estômago e duodeno. Estado após sutura de uma úlcera perfurada. Ele estava doente desde os 16 anos de idade. Aos 17 anos de idade - perfuração da úlcera. Sem stress. Alimentação suficiente, sem violação do regime. Atribui a sua doença a um esforço físico excessivo. Atleta, praticante de jogging.

Como se pode ver, enquanto o primeiro doente tinha os três factores de formação de úlceras, a doença do segundo doente é causada por três a quatro graus de stress prolongado. O terceiro doente não tem stress. O aparecimento e a exacerbação da doença são causados por dois factores - atividade física excessiva e má alimentação. O 4º doente tem apenas um fator na anamnese - atividade física excessiva. Assim, o estudo realizado mostrou que, nos doentes com úlceras gastroduodenais crónicas, os principais factores etiológicos são os erros alimentares com deterioração da composição qualitativa dos alimentos e redução do seu conteúdo calórico, o fator de stress e o esforço físico excessivo. Para além disso, nos dois últimos doentes, o início da doença coincide com o período da puberdade. Questão: Durante o Ramadão, a maioria dos muçulmanos jejua. Será que este jejum não conduzirá ao desenvolvimento da úlcera péptica? Em primeiro lugar, durante este período de jejum, os muçulmanos não só não comem, como também não bebem. É por isso que no primeiro dia do primeiro jejum entre aqueles que sofrem de hipertensão, aterosclerose, a frequência de doenças relacionadas com a coagulação do sangue aumenta. Trata-se sobretudo de enfartes do miocárdio e acidentes vasculares cerebrais. Em pacientes com úlcera péptica, há uma exacerbação e um curso complicado da doença. Por isso, não é recomendável observar o jejum para doentes, mulheres grávidas, pessoas envolvidas em trabalho físico pesado, soldados durante a guerra. Em segundo lugar, existe uma grande diferença entre o jejum forçado devido à falta de alimentos ou à hora da sua receção e a recusa voluntária de comer durante o dia durante um mês. No primeiro caso, é desencadeado um reflexo condicionado desenvolvido por centenas de gerações de pessoas civilizadas sob o nome de código "pequeno-almoço-almoço-jantar". A omissão de um destes itens ameaça fazer chover ácido na membrana mucosa do estômago e do duodeno, mesmo com um grau mínimo de fome. O jejuador observador do Ramadão tem objectivos diferentes. Jejua em prol da purificação da alma e a regulação do seu sistema nervoso visa aliviar possíveis tensões do corpo, incluindo o sistema endócrino. Além disso, durante o jejum, o muçulmano está simplesmente proibido de reagir a estímulos stressantes, de evitar situações stressantes (de fazer coisas indesejáveis a Deus). Tudo isto em conjunto contribui, provavelmente, para que o seu organismo reaja adequadamente à fome - o nível de metabolismo diminui, a função secretora e motora-evacuadora do trato gastrointestinal é deprimida.

Questão: Qual é o papel do tabagismo e do consumo de álcool na ocorrência e evolução da úlcera péptica? Para responder a esta questão, os investigadores dividem-se em dois campos opostos. Alguns acreditam que o tabagismo é um fator ulcerogénico e tem um efeito agravante na evolução da úlcera péptica. Trata-se sobretudo de autores de língua russa. De acordo com os seus dados, o tabaco provoca hiperplasia e hiperfunção das células de revestimento e contribui para o aumento da secreção de ácido clorídrico no estômago. Observaram também que, sob a influência do tabaco, aumenta a função motora e motora do estômago e do duodeno. Outros (a maioria dos autores da Europa Ocidental) negam qualquer papel do tabaco na formação de úlceras.

Nos nossos dados, dos 327 doentes, 165 (50,45%) eram fumadores. Destes, 119 com o estômago vazio e apenas 46 após uma refeição. Na minha opinião, fumar com o estômago cheio melhora a digestão, e com o estômago vazio, desempenhando o papel de um reflexo condicionado, estimula a atividade secretora do estômago. Isto significa que não é o tabaco que cria uma situação ulcerogénica, mas sim o estado de fome e a ausência de alimentos no estômago. O quadro 2 mostra os índices de secreção gástrica em doentes fumadores e não fumadores com úlcera péptica do estômago e do duodeno. É difícil revelar uma dependência clara da frequência da úlcera péptica em relação ao tabaco, uma vez que este ocorre juntamente com outros factores ulcerogénicos. Mas chama a atenção o facto de, no grupo de doentes com úlcera péptica, o número de fumadores em jejum ser muito mais elevado do que noutros grupos, por exemplo, os que sofrem de colecistite calculosa ou diabetes mellitus.

Quadro n.º 2.

Índices da função excretora do ácido gástrico em doentes fumadores e não fumadores com <u>úlcera péptica.</u>

	Índices de secreção gástrica (MEq/h)		
	CBO	IPCi	IPCg
Doentes fumadores (165)	$8{,}50 \pm 0{,}36$	$14{,}28 \pm 0{,}47$	$20{,}99 \pm 0{,}42$
Doentes não fumadores (162)	$8{,}23 \pm 0{,}44$	$15{,}09 \pm 0{,}52$	$18{,}95 \pm 0{,}47$

Os resultados mostraram que a função de secreção ácida do estômago em fumadores e não fumadores era quase idêntica, à exceção de um aumento insignificante mas significativo da produção máxima de ácido estimulada pela histamina nos fumadores. A implicação é que fumar estimula a fase gástrica da secreção, promovendo assim a digestão no estômago. Naturalmente, se se fuma depois de uma refeição. E como resultado de fumar com o estômago vazio, a fase gástrica da secreção começa prematuramente, contribuindo para um aumento da quantidade de sumo gástrico segregado na fase nervosa. Por isso, não se deve fumar, especialmente quando se tem fome. Não é impossível combinar o tabagismo com o stress. Afinal de contas, são sobretudo as pessoas "nervosas" que fumam.

A relação causal entre a úlcera péptica e o consumo de álcool é também objeto de debate na literatura. É difícil identificar o papel específico do consumo de álcool no aparecimento da úlcera péptica devido ao não isolamento dos seus efeitos tóxicos no trato gastrointestinal. Mas parece-me que há uma grande diferença entre beber álcool numa mesa rica e bem disposta e beber, organizado "para três" depois de um turno de trabalho extenuante, na rua, com o dinheiro destinado, digamos, ao almoço. O que sofrerão as pessoas que combinam o consumo de álcool com a ingestão de alimentos em excesso, não posso prever, mas aqueles que bebem mesmo sem um lanche ligeiro afectam a mucosa do estômago e do duodeno, tenho o direito de o dizer. Neste caso, existe uma parte da ação local do álcool na mucosa gástrica entre as causas da formação de úlceras, mas o papel da fome resultante da falta de almoço no final do turno é, sem dúvida, grande.

Questão: O que pode explicar o aparecimento das chamadas "úlceras hepatogénicas" em doentes com cirrose hepática? Sim, em doentes com cirrose hepática, a úlcera péptica ocorre 2-6 vezes mais frequentemente do que no resto da população (Zherebtsov L.D., 1971; Yakhontova O.I., 1975; Geller L.I., 1978). Normalmente, as chamadas úlceras "hepatogénicas" do estômago e do intestino delgado são observadas na cirrose hepática complicada por hipertensão portal (Loginov A.S. et al., 1974). O mecanismo de aparecimento destas úlceras é explicado de forma diferente. Alguns consideram o aumento da secreção de ácido clorídrico como resultado do aumento da concentração sanguínea de histamina, cuja inativação pelo fígado é reduzida. Outros sublinham que a estagnação do sangue no sistema portal leva à hipóxia e ao desenvolvimento de alterações distróficas na mucosa da zona gastroduodenal e que esta zona se torna vulnerável mesmo a uma pequena concentração de ácido clorídrico no suco gástrico. Seja qual for o mecanismo da relação entre a cirrose hepática e as úlceras gastroduodenais, uma coisa é certa - a frequência das úlceras gastroduodenais no grupo de doentes com cirrose hepática é elevada. Isso é um facto. Mas há outro facto. A frequência de úlceras piloroduodenais após a operação de derivação porto-caval aumenta 2-5 vezes (Orloff M.I. et all.,1969, Gudis S.,1976). Como é que se explica isto? Não há estase de sangue venoso. Sem menosprezar o papel da elevada concentração de histamina no sangue e da hipoxia da zona piloroduodenal, considero que a principal causa da formação de úlceras na cirrose hepática com síndroma de hipertensão portal é o estado de inanição dos tecidos devido a uma absorção intestinal deficiente. Com efeito, as alterações patomorfológicas que se desenvolvem nos intestinos delgado e grosso devido à estase venosa, que provocam uma absorção deficiente, permanecem durante algum tempo e após a eliminação da hipertensão portal. As seguintes circunstâncias desempenham um papel no aumento da incidência da formação de úlceras: situação stressante relacionada com a operação, condição parética pós-operatória do intestino, agravamento da sua função de absorção, presença de uma ferida pós-operatória, exigindo a ativação da resposta protetora e reparadora do corpo, cessação da nutrição enteral antes e no período pós-operatório. Assim, antes da operação, a fome tecidular era causada apenas pela deterioração da absorção intestinal e, após a operação, agravou-se em consequência da sua interrupção e do aumento da intensidade dos mecanismos de consumo de energia e do metabolismo. Para confirmar a nossa premissa, repetimos as experiências de W. Muller, que, em 1860, observou em 16 horas o desenvolvimento de úlceras gástricas após a ligadura da veia porta em coelhos. Só que não ligámos a veia porta, mas sim os seus drenos mesentéricos superior e inferior, criando assim uma estase de sangue venoso apenas nos intestinos delgado e grosso. As experiências foram efectuadas em ratos de raça branca. O resultado é idêntico. Num dia, em todos os animais experimentais, observou-se o desenvolvimento de úlceras superficiais agudas no bolbo do intestino 12.

Questão: A úlcera péptica está frequentemente associada a doenças de órgãos não diretamente relacionados com o tubo intestinal. Isto inclui traumatismos graves, especialmente traumatismos craniocerebrais, queimaduras, doenças cardíacas, doenças pulmonares, doenças sépticas e outras. Como é que se explica isso? Tem um bom argumento. Mesmo algumas destas úlceras têm o seu próprio nome. Por exemplo, as úlceras de queimaduras de Curling. A revelação da relação causal entre estas lesões e doenças e a doença ulcerosa só é possível a partir da posição da teoria trófica da ulcerogénese. O estado de stress e o aumento acentuado da necessidade de o organismo reforçar os mecanismos de defesa em caso de traumatismos (choque, hemorragia, presença de lesões múltiplas) requerem um aumento imediato e acentuado do metabolismo. A necessidade diária de proteínas e calorias em queimaduras graves aumenta 2,5 vezes, em contusões cerebrais 3 vezes (L.I.Gerasimova, 1974; E.V.Glushchenko, 1974).

E o aumento do metabolismo nos doentes febris é um facto óbvio. De acordo com A.P. Zilber (1977), quando a temperatura do corpo aumenta em cada grau, a necessidade calórica do organismo aumenta em 10-20%. As intervenções cirúrgicas são semelhantes a traumas. Em doentes após ressecção gástrica, o metabolismo real aumenta até 140150%, mesmo com um curso suave do período pós-operatório (G.A.Ryabov, I.I.Yurasov, 1978). O mecanismo de inter-relação entre a úlcera péptica e as doenças cardíacas e pulmonares é um pouco diferente. Os dados estatísticos mostram que as úlceras piloroduodenais são frequentemente encontradas em pacientes que sofrem de doenças cardíacas e pulmonares, complicadas por distúrbios circulatórios, acompanhadas de estase significativa de sangue venoso no grande círculo de circulação, especialmente com um aumento significativo do tamanho do fígado e o desenvolvimento de hipertensão portal. Assim, é fácil chegar a uma conclusão simples de que, nestes doentes, a função de absorção do intestino, que é a causa da inanição dos tecidos, sofre. Além disso, na patologia cardiopulmonar, bem como em condições acompanhadas de hipotensão prolongada, devido à deficiência de oxigénio, ocorre a glicólise anaeróbica, que é energeticamente menos favorável em comparação com a glicólise aeróbica.

A probabilidade de úlceras gastroduodenais agudas aumenta acentuadamente com operações repetidas em órgãos da cavidade abdominal, especialmente com a adesão de obstrução intestinal paralítica como resultado de peritonite purulenta em curso. Com efeito, o desequilíbrio entre o gasto de energia e o fornecimento de energia, resultante do aumento da procura de processos regenerativos e da ausência de nutrição entérica durante muito tempo, é agravado pelo stress provocado pelas intervenções cirúrgicas repetidas e pela cessação da absorção a partir do intestino. Isto pode explicar a multiplicidade, as grandes dimensões, a gravidade, a progressão e a evolução frequentemente complicada das úlceras gastroduodenais nesta categoria de doentes.

O desenvolvimento do estado de fome como resultado da violação do regime alimentar ou da digestão é claro mesmo para um não-especialista - ocorre de acordo com um esquema muito simples sob a ação de factores etiológicos do segundo grupo. Os factores etiológicos do primeiro grupo exigem o reforço dos mecanismos de consumo de energia do organismo, que só podem ser apoiados pelo aumento do metabolismo. Este último é impossível sem a ativação da produção de hormonas apropriadas pela glândula pituitária (ACTH, TTG), glândula tiroide (triiodotironina, tiroxina), glândulas supra-renais (adrenalina, noradrenalina, glucocorticóides), cujas concentrações elevadas são observadas nos trabalhos de cientistas que estudaram o fundo hormonal na úlcera péptica. Exatamente, estes doentes com úlcera "estigmatizados", que têm pêlos finos encravados, olhos brilhantes com ligeira exoftalmia e pupilas dilatadas, mãos e pés suados, tremores, dermografismo expresso, foram observados pelo fundador da teoria neurogénica Bergmann, que associou corretamente estes sinais à disfunção da glândula tiroide.

Questão: Pode dar resultados específicos de estudos sobre o contexto hormonal em doentes com úlcera péptica? Sim, claro que sim. Por exemplo, de acordo com V.G.Smagin e V.A.Vinogradov (1983), em doentes com úlcera duodenal, o nível basal da hormona somatotrópica e da ACTH aumentou 23%, 43% - hormona tiroideia do que o normal. Além disso, o aumento máximo da concentração destas hormonas foi observado na fase de úlcera aguda. Estudos efectuados por P.A. Kanischev e E.S. Volynets (1970,1978), L.A. Kiseleva, B.V. Monakhov (1972) mostraram um elevado nível de excreção de 17-OX livre e total em doentes com úlcera péptica do estômago e do intestino peristino na fase de exacerbação aguda. Estamos interessados nos dados de T.N. Kudryavtseva, A.I. Laskova e T.K. Entina (1977), que provaram que a concentração de 17-OX no plasma e a sua excreção urinária diária estão significativamente aumentadas em doentes com úlcera péptica com valores aumentados de ácido clorídrico do suco gástrico basal e estimulado. Foi encontrado um teor mais elevado de 17-OX em doentes com um maior volume de suco gástrico. Na maioria dos doentes com úlcera péptica na fase de exacerbação e com condições pré-ulcerosas, verificou-se um aumento da captação de iodo radioativo e do metabolismo básico, indicando hiperfunção da glândula tiroide (Y.P.Monastyrev,1974,1979). Os dados da literatura acima referidos indicam que, em doentes com úlcera péptica, existe uma estreita relação entre o processo inflamatório no estômago e no cólon 12-p., por um lado, e a função da glândula pituitária, da glândula tiroide e do córtex suprarrenal, por outro. As seguintes regularidades foram reveladas:

1. Os indicadores mais elevados de hiperfunção das glândulas endócrinas mencionadas são observados em doentes com úlcera péptica na fase de úlcera aguda e durante as exacerbações da doença.

2. estes índices são fiáveis em doentes com úlceras duodenais e numa idade relativamente jovem.

3. As capacidades de reserva do córtex suprarrenal em doentes com úlcera péptica diminuem paralelamente ao período de história da úlcera e ao número de recaídas.

4. Os índices de concentração de glucocorticóides no plasma e a sua excreção diária na urina em doentes com úlceras duodenais são diretamente proporcionais à quantidade de suco gástrico e aos valores da produção de ácido basal e estimulada.

5. A maioria dos doentes com úlcera péptica na fase de exacerbação tem o metabolismo básico aumentado.

No entanto, a avaliação que os autores fazem da sequência dos processos de formação da úlcera e da hiperfunção do córtex suprarrenal e da glândula tiroide parece-me errada. Reconhecendo o hipercorticismo e o hipertiroidismo em doentes com úlcera péptica como uma síndrome de adaptação geral, de carácter protetor e adaptativo, consideram-no como uma reação secundária que ocorre em resposta ao processo inflamatório no estômago e no cólon 12-p. Sem menosprezar a importância dos estudos realizados para determinar a relação entre a úlcera péptica do estômago e do cólon 12-p. e a hiperfunção da hipófise, da tiroide e do córtex suprarrenal, gostaria de salientar o seguinte: Alterações no fundo hormonal em pacientes com úlcera péptica não são uma consequência, como enfatizado por muitos autores. Sob a influência no corpo humano de factores do primeiro grupo, cria-se uma situação tensa (ulcerogénica), que requer um aumento de energia adicional. Em resposta a esta situação, há uma excitação e hiperfunção das glândulas de secreção interna e um aumento da produção das hormonas responsáveis pelo aumento do metabolismo. A presença de factores ulcerogénicos do segundo grupo promove a prevalência dos processos de dissimilação sobre os processos de assimilação, transferindo assim o metabolismo do organismo do doente para a via do balanço negativo de azoto. Os factores do terceiro grupo, como já sabe, meu caro interlocutor, têm uma dupla ação. Começa a inanição do organismo.

O INÍCIO DA FOME É O INÍCIO DA ÚLCERA PÉPTICA

O início da inanição deve ser considerado como o momento em que as reservas de glicogénio estão completamente esgotadas no organismo e as gorduras são incluídas no metabolismo. Segundo Bjrke et al. (1968), as reservas de hidratos de carbono em situações de stress esgotam-se em 13 horas. Inicia-se então a gluconeogénese, que ocorre sob a ação dos glucocorticóides (Robson, 1969) (Citado em J. Tepperman, H. Tepperman, 1989). O metabolismo das proteínas fornece ao organismo um determinado substrato energético. No entanto, este substrato acaba por ser demasiado caro, porque as proteínas, nestes casos, não são utilizadas para o seu objetivo direto (plástico). O organismo passa para a nutrição endógena, ou seja, passa fome. Depois, a informação sobre este facto chega ao sistema nervoso central através do sangue - ao centro da fome, cuja existência foi mencionada por Mazhandi em 1826.

Pergunta: E qual é a fonte desta informação? Para responder a esta pergunta, começo por citar J. Tepperman e H. Tepperman (1989): "Com base nas descobertas de Kennon sobre a relação entre a sensação de fome e a ocorrência de fortes contracções rítmicas do estômago, Carlson sugeriu que o órgão que envia as informações necessárias sobre a fome ou a saciedade ao sistema nervoso é o estômago. Além disso, Carlson antecipou a ideia, agora generalizada, de que a concentração de glicose no sangue está diretamente relacionada com a fome e a saciedade. Nas suas experiências, as contracções gástricas induzidas pela fome aumentavam num contexto de hipoglicemia de insulina e desapareciam com a injeção intravenosa de glicose. A hipótese de Carlson foi contrariada pelos dados já disponíveis sobre a possibilidade de manter o equilíbrio calórico em animais gastroectomizados, bem como por observações posteriores em pacientes vagogomizados (com o estômago desnervado). Os dados de Adolph, segundo os quais a "diluição" da dieta com um enchimento inerte fazia com que os ratos aumentassem a sua ingestão de alimentos a um nível que restabelecia a quantidade de calorias anteriormente ingerida, também apontavam para a importância de factores extragastrointestinais na regulação da ingestão de alimentos. Recentemente, no entanto, o papel dos sinais dos tractos oral e gastrointestinal na determinação da quantidade de alimentos consumidos foi novamente enfatizado." Os dados são muito valiosos, mas eu interpretá-los-ia da seguinte forma: A fonte de informação são os tecidos do corpo, incluindo o próprio sangue. A informação mais completa e actualizada sobre as alterações químicas que ocorrem nos tecidos, principalmente nos tecidos parenquimatosos e musculares, está no sangue. O centro da fome no cérebro recebe informações por via humoral e transmite-as aos centros executivos que regulam o trabalho dos órgãos do trato gastrointestinal. Verifica-se uma hipertonia dos nervos vagos. Começa a hipersalivação. Aumenta a função secretora, motora e evacuadora do estômago e do intestino. Aumenta a quantidade total de sumo gástrico. E isto aplica-se não só ao aumento da sua acidez, mas também à formação de muco.

Questão: Os sinais de fome não vêm do estômago, todos nós sentimos como "suga" no estômago quando temos fome? A fome é a sensação de necessidade de comer. Sim, muitas pessoas "sentem" a fome com o estômago. Mas há muitos outros sinais de fome para além da sensação de "sucção" na zona do estômago. Trata-se, antes de mais, de fraqueza muscular. Um pouco de sonolência. Irritabilidade. Diminuição da atividade mental. Uma ligeira taquicardia. Nalguns casos, sobretudo nos idosos, a fome pode manifestar-se através de dores de cabeça. Muitas vezes não nos apercebemos destes sinais primários da fome ou não lhes prestamos atenção. A sensação de "sucção" na zona do estômago, devido ao afluxo de sangue aos órgãos digestivos e à hiperfunção gástrica, bem como o ronco no estômago (aumento do peristaltismo intestinal) são manifestações secundárias e tardias da fome, ou melhor, sinais da resposta do organismo à fome. E a sensação de sucção na zona do estômago deve ser entendida no sentido literal da palavra. O aumento do peristaltismo do intestino delgado provoca, se não uma diminuição negativa, pelo menos uma diminuição da pressão no estômago e no duodeno. De um modo geral, o estômago, o duodeno, o intestino delgado e o intestino grosso, todos juntos, parecem-me um animal em forma de tubo, em que a boca é o estômago. É muito subtilmente notado nas pessoas - "matar a fome ao verme".

A dependência dos índices de secreção gástrica em relação a factores etiológicos, a dinâmica das suas alterações no processo de formação de úlceras em diferentes fases e a sua coerência com o esquema da teoria trófica proposta mostram os dados do estudo da função de secreção ácida do estômago em doentes com úlcera péptica. Os três quadros seguintes chamam a vossa atenção:

Quadro n.º 3

Índices de secreção gástrica em função da natureza da situação ulcerogénica (297 doentes).

Nº	Natureza e composição da	Indicadores de secreção gástrica (MEK em I h.)

	situação ulcerogénica			
1.	Apenas o stress	CBO	IPCi	IPCg
2.	Stress + perturbações alimentares + esforço físico excessivo	5,71-$^+$0,92	15,26-$^+$1,44	19,67-$^+$1,32
3.	Stress + distúrbios nutricionais	5,72-$^+$0,43	14,27-$^+$0,64	18,13-$^+$0,54
4.	Perturbações alimentares + esforço físico excessivo	7,20-$^+$0,74	17,65-$^+$1,63	20,91-$^+$0,86
5.	Stress + esforço físico	9,09-$^+$0,8	12,91-$^+$1,02	21,04-$^+$0,91
6.	O fator nutricional por si só	6,55-$^+$0,45	13,19-$^+$0,87	19,20-$^+$0,83
7.	Apenas excesso de esforço físico	14,11-$^+$0,79	18,62-$^+$0,83	24,07-$^+$0,93

Quadro n.º 4

Índices da função excretora de ácido do estômago em função do sexo e da idade dos doentes (297)

Idade e sexo dos doentes	Índices de secreção gástrica (MEqv/h.)		
Até 19 anos de idade, sexo masculino	12,05-$^+$2,5	18,76-$^+$1,4	24,03-$^+$1,4
feminino	7,38-$^+$1,7	16,43-$^+$1,8	18,9-$^+$2,19
20-44 anoshomem	8,37-$^+$0,35	15,82-$^+$0,4	20,88-$^+$0,42
feminino	8,51-$^+$1,09	16,06-$^+$1,14	17,72-$^+$0,99
44-59 anos de idade, sexo masculino	5,37-$^+$0,55	15,6-$^+$1,07	19,61-$^+$0,78
feminino	5,9-$^+$1,12	17,2-$^+$0,76	22,22-$^+$1,75
60-74 anos de idade, sexo masculino	5,51-$^+$0,85	10,23-$^+$1,15	13,69-$^+$1,22
feminino	1,42-$^+$0,36	9,15-$^+$1,47	8,27-$^+$1,1

Quadro n.º 5.

Índices da função excretora de ácido do estômago em função da duração da história da úlcera (297 pacientes).

Idade e sexo dos doentes	Índices de secreção gástrica (MEqv/h.)		
Até 5 anos	12,05-$_{+2,5}$	18,76-$^+$1,4	24,03-$^+$1,4
6-10 anos	7,38-$^+$1,7	16,43-$^+$1,8	18,9-$^+$2,19
11-15 anos	8,37-$^+$0,35	15,82-$^+$0,4	20,88-$^+$0,42
16-20 anos	8,51-$^+$1,09	16,06-$^+$1,14	17,72-$^+$0,99
mais de 20 anos	5,37-$^+$0,55	15,6-$^+$1,07	19,61-$^+$0,78

Como se pode ver na Tabela 3, quase todos os doentes têm um aumento da função de produção de ácido do estômago, mas nos doentes que têm distúrbios alimentares permitidos e que têm elevados gastos de energia, os índices de produção de ácido basal e estimulada são significativamente elevados. Esta diferença pode ainda dever-se ao facto de os jovens que fazem trabalho físico serem mais descuidados em relação à alimentação. A função excretora de ácido do estômago em doentes com úlcera péptica tende a diminuir com a idade (Quadro 4). Os dados do Quadro 5 mostram que, em doentes com úlceras gastroduodenais crónicas, a produção de ácido basal durante 15 anos a partir do início da doença permanece bastante elevada e diminui acentuadamente nos períodos seguintes. A produção máxima de ácido estimulada pela insulina diminui suavemente ao longo do tempo e, em doentes com história de úlcera de mais de 20 anos, é cerca de metade dos valores de base. A produção máxima de ácido estimulada pela histamina também diminui de forma significativa nos períodos de 16 a 20 anos ou mais após o início da doença, mas o ritmo da sua diminuição está claramente atrasado em comparação com a produção de ácido na fase nervosa-reflexa da secreção gástrica. A dependência da função produtora de ácido do estômago em relação à duração da história de úlcera pode ser explicada pelo facto de os doentes idosos terem, na maioria das vezes, uma longa história de úlcera.

Assim, os resultados obtidos indicam que, em doentes com úlcera péptica, os factores etiológicos da formação de úlceras são finalmente realizados através do aumento das propriedades agressivas do suco gástrico. Um aumento pronunciado da função de secreção ácida do estômago é observado em pacientes de idade jovem e madura, especialmente naqueles que permitem distúrbios alimentares, envolvidos em trabalho físico e negligenciando o descanso adequado. Com o passar do tempo e o prolongamento da duração da história ulcerosa, a secreção gástrica diminui. A hiperplasia das células principais, de revestimento e suplementares da mucosa gástrica, caraterística dos jovens, corresponde, com o tempo, à primeira fase da úlcera péptica, quando a úlcera se desenvolve no duodeno. Nesta fase, o suco gástrico é rico não só em pepsina e ácido clorídrico, mas também em muco (V.N.Medvedev,1978; C.G.Masevich, K.M.Emskaya,1980; V.M.Uspensky,1982; V.H.Vasilenko et al.,1987). É nesta categoria de doentes que a hipersecreção gástrica de L.S.Khibin (1977), G.I.Burchinsky (1979), L.R. Dragstedt (1969) está associada a um aumento do tónus do nervo vago. Gradualmente, com a idade, os recursos naturais do organismo esgotam-se. A quantidade de saliva diminui e, na secção cardíaca do estômago, o ambiente altera-se no sentido da acidose. Existe a possibilidade de desenvolver úlceras cardíacas. Com o tempo, a função secretora do estômago diminui. Este período corresponde à segunda fase da doença da úlcera péptica, que se caracteriza pelo aparecimento de úlceras gástricas. Nos doentes com úlceras gástricas crónicas há uma depressão da formação de muco e uma diminuição da produção de pepsina e de ácido clorídrico (N.Y. (N.Y. Fursova et al., 1979; L.I. Tsodikova, 1983; L.I. Geller, S.A. Alekseenko, 1981; E.S. Ryss, 1981; H. Petersen, 1970). Paralelamente a estes processos, ocorrem alterações na atividade motora-evacuatória do estômago. Nas fases iniciais da úlcera péptica, quando a úlcera está localizada na parte inicial do cólon 12-p., a evacuação do conteúdo gástrico é acelerada (G.L. Levin et al.,1970; Wormsley K.G.,1972; Morris M.W.,1978). Nos doentes com hipersecreção de ácido clorídrico, o esvaziamento gástrico é acelerado (Harasawa S. Et al.,1979). Os doentes com úlcera péptica caracterizam-se por uma diminuição da função secretora de ácido e da função motora de evacuação do estômago (Georg J.D.,1968; Fioromouti J., Bueno L.,1980). Muitos clínicos atribuem o aparecimento de dor epigástrica após uma refeição à irritação da superfície ulcerada por alimentos ou ácido clorídrico. Por conseguinte, não é claro porque é que a evacuação do conteúdo gástrico é acelerada na úlcera duodenal e abrandada quando a úlcera está localizada no estômago. Deveria ser o contrário. O corpo procura a dor?

Logicamente, se houver uma úlcera no estômago, este está interessado em não irritar a úlcera, para se livrar mais rapidamente do seu conteúdo e, por conseguinte, a evacuação deve ser acelerada. E se houver uma úlcera no duodeno, esta deve ser retardada, pois a entrada de ácido clorídrico não gasto e de alimentos mal transformados é indesejável. Se colocarmos a função motora e evacuatória do estômago na dependência da localização da úlcera, deve ser assim. Mas tanto a função secretora como a função motora-evacuadora do estômago são aceleradas e desaceleradas consoante a fase da doença ulcerosa.

Durante a fase aguda da úlcera e os períodos de exacerbação, estes estão elevados. Na fase de remissão da doença, a situação ulcerogénica é atenuada e, com o prolongamento da história da úlcera, as potencialidades das glândulas endócrinas, os recursos da atividade secretora e motora do estômago esgotam-se. Esta dinâmica de alterações funcionais ocorre não só em doentes com úlceras, mas também em pessoas bastante saudáveis. Portanto, será correto se colocarmos o aparecimento da úlcera na dependência do estado não só da atividade secretora, mas também da atividade motora e evacuadora do trato gastrointestinal. A pepsina concentrada e o sumo gástrico de ácido clorídrico não podem ter, na primeira fase do seu efeito corrosivo na mucosa gástrica, uma vez que esta é protegida de forma fiável por uma espessa camada de muco, cuja produção também é reforçada. A primeira zona vulnerável é o bolbo do duodeno. Como não existem condições para neutralizar o suco gástrico que aí chega, uma vez que a bílis e a secreção pancreática ainda não foram libertadas, ou em resultado do aumento da função motora evacuatória do duodeno, são levadas para a secção aboral do tubo intestinal. Na segunda fase, as reservas de muco produzidas pelo estômago esgotam-se mais rapidamente. A evacuação lenta leva ao desenvolvimento de refluxo duodeno-gástrico. Desenvolve-se uma atrofia da mucosa gástrica. Esta diz mais respeito à zona da pequena curvatura do estômago, a chamada "via alimentar". Para além disso, recordemos que a parte cardíaca do estômago se tornou menos irrigada pela saliva.

Está criada a condição para o aparecimento de úlceras gástricas cardíacas, mediogástricas e antrais. Voltaremos a esta questão, e eu dar-vos-ei a conhecer os resultados da minha própria investigação, revelando os segredos da frequente afeção destas zonas pelo processo ulceroso. Mas, tudo a seu tempo.

Questão: Qual é o mecanismo de desenvolvimento das úlceras medicamentosas? Muitas vezes, o desenvolvimento de úlceras piloroduodenais agudas é causado pela toma de corticosteróides, ácido acetilsalicílico, reserpina, atofan e outros medicamentos. Sim, reconhece-se que os medicamentos acima referidos têm efeitos ulcerogénicos, embora seja provável que as doenças para as quais são prescritos desempenhem um papel importante nas úlceras. No entanto, estudos anedóticos indicam que os efeitos ulcerogénicos dos corticosteróides se manifestam através da hipersecreção gástrica e do aumento da agressão ácido-péptica do suco gástrico. Pensa-se que esta situação é causada por uma hiperplasia das células de revestimento da mucosa gástrica e por um aumento da produção gástrica (Kutlesic C, 1982). Gostaria apenas de chamar a atenção para o elo que falta neste mecanismo - o aumento do metabolismo durante a introdução destas hormonas no organismo, exacerbando a fome dos tecidos que ocorre na presença de outros factores de formação de úlceras. A reserpina, o atofano e, sobretudo, a aspirina são também reconhecidos como tendo o efeito de aumentar a agressividade do suco gástrico em consequência da hipersecreção gástrica e da supressão da produção de muco (O. N. Minushkin et al., 1972; E. V. Erina, 1976; C. J. Pfeiffer et al., 1980; M. Bergman, 1981). O efeito nocivo direto destes medicamentos na mucosa gástrica, com perturbação da circulação sanguínea local, não está excluído (V. H. Vasilenko, G. V. Tsodikov, 1979; R. E. Remberton, L. J. Strand, 1979). No entanto, não podemos ignorar o facto de que, por exemplo, o ácido acetilsalicílico estimula a função do córtex suprarrenal e aumenta o teor sanguíneo de 17-oxicorticosteróides (M. D. Moshkovsky, 1967). Assim, o mais provável é que o efeito ulcerogénico da aspirina seja mediado por um aumento do metabolismo resultante da hiperfunção do córtex suprarrenal e que a hipersecreção gástrica assinalada pelos autores seja uma resposta à fome no organismo do doente.

Assim, fundamentei, na medida do possível, a teoria trópica da úlcera péptica. Na primeira palestra, apresentei factos relativos às úlceras gástricas e duodenais, cuja fiabilidade foi reconhecida pela maioria dos investigadores e não é posta em causa por ninguém.

Eram 14, das quais 12 foram confirmadas pela nova teoria e duas ficaram sem resposta: o nono ponto - a localização frequente das úlceras no bulbo do duodeno e na pequena curvatura do estômago e o 11º - a presença de alterações vasculares à volta da úlcera crónica. Encontrará a resposta a estas questões nos nossos próximos debates, uma vez que a nossa investigação principal foi conduzida neste sentido. Entretanto, comparemos as posições das principais teorias propostas e a teoria trófica da formação da úlcera, determinemos os pontos de contacto entre elas e o âmbito de cobertura do objeto em estudo.

AS PRINCIPAIS TEORIAS HISTÓRICAS DA ULCEROGÉNESE
E AS SUAS CRÍTICAS

Durante mais de 150 anos após o reconhecimento da úlcera péptica como uma unidade nosológica independente, foram propostas muitas teorias sobre a sua etiopatogénese, explicando o seu aparecimento e desenvolvimento a partir de posições diferentes, por vezes opostas. Que unidade nosológica é esta doença ulcerosa péptica, se não obedece a um conceito único e se divide em úlcera gástrica e úlcera péptica do cólon 12-p., em úlceras de "stress", úlceras juvenis, úlceras induzidas por medicamentos. Por isso, no decurso desta palestra, iremos considerar as principais teorias históricas da úlcera péptica através do prisma dos factos científicos, que foram obtidos após a nomeação destas teorias, bem como os resultados dos meus estudos experimentais. Comecemos, talvez, pela teoria infecciosa. Os defensores desta teoria consideravam que a causa da úlcera gástrica eram os depósitos microbianos do processo em forma de verme na apendicite (E. Payr, 1907), nos dentes cariados (E. Rosenow. 1913), na disenteria e na infeção puerperal nas mulheres (M. Lettull, 1888), bem como na introdução de pus na veia jugular de um coelho (H. Lebert, 1851). Em favor da crítica a esta teoria, podem citar-se os seguintes factos evidentes 1. A entrada de germes no estômago a partir de dentes cariados pode ser explicada de alguma forma, mas não existe qualquer pré-requisito anatómico que favoreça a introdução do micróbio do vermis no estômago. 2. Na septicemia, juntamente com as metástases para outros órgãos, pode haver uma lesão do estômago, mas esta deve ser de carácter purulento. Como se pode verificar, a teoria infecciosa não resiste a qualquer crítica, exceto no que diz respeito à constante combinação da úlcera péptica com quadros sépticos.

Pergunta: E qual é a sua opinião sobre o fenómeno Helikobacter pylori? Com a descoberta desta bactéria pelos cientistas australianos B. Marshall e R. Warren em 1983, a teoria infecciosa não ganhou um novo fôlego? Sim. O recente boom científico da gastroenterologia tem-se centrado em torno desta bactéria. Este foi particularmente intensificado após a atribuição do Prémio Nobel a estes cientistas em 2007. Há muitos relatórios em publicações científicas e populares sobre este assunto. O resumo dos mesmos dá-nos a seguinte imagem: A Helikobacter pylori é uma bactéria gram-negativa flagelada e espiralada. O seu habitat é exclusivamente o estômago. Produz a enzima urease, que decompõe a ureia em amoníaco e dióxido de carbono. É a única causa do desenvolvimento de úlceras gástricas e duodenais. Atualmente, a maioria dos cientistas apoia este postulado.

Especialmente microbiologistas e patomorfologistas diligentes. Vamos também considerar os factos "a favor" e "contra". Prós: 1. Um novo microrganismo é encontrado e isolado em cultura. 2. Persiste na mucosa gástrica. 3. É mais comum em pacientes com úlcera péptica. 4. Os medicamentos que destroem estas bactérias in vitro têm um bom efeito clínico. Contras: 1. Presença de factores etiológicos bem reconhecidos da úlcera péptica. 2. A Helikobakter pylori também se encontra em indivíduos saudáveis. 3. No bolbo do cólon 12-p. estas bactérias estão presentes no caso de degeneração gástrica da mucosa desta zona, o que não se observa em doentes com úlcera péptica do cólon 12-p. A úlcera gástrica desenvolve-se, pelo contrário, com enterolização da sua mucosa devido à expansão antrocárdica do processo atrófico ao longo da pequena curvatura. 4. Apesar da infestação de toda a superfície da mucosa gástrica pelos micróbios mencionados, as úlceras aparecem como habitualmente na pequena curvatura. 5. 5. A úlcera péptica era tratada com sucesso antes da descoberta destas bactérias. 6. Após o tratamento cirúrgico, a maioria dos doentes não apresenta recidiva da doença, embora permaneça uma grande área da mucosa gástrica (com os micróbios que aí habitam). 7. Uma grande percentagem de doentes com úlcera péptica é tratada com sucesso com um tratamento "placebo". 8. Graças a Deus, ainda não há epidemias de úlcera péptica. Não há casos de infeção de membros da família e a úlcera péptica ainda não é reconhecida como uma doença infecciosa.

Eu próprio não sou microbiologista e, por conseguinte, não posso tirar qualquer conclusão sobre a questão em debate, embora uma simples contagem dos prós e dos contras fale por si. Há ainda a considerar o seguinte: A proteção da parede gástrica contra a poderosa ação péptica das enzimas proteolíticas e do ácido clorídrico é a função mais importante do muco gástrico. O muco é uma substância viscosa que se encontra na parede gástrica sob a forma de gel (muco insolúvel) e dissolvida no suco gástrico (muco solúvel). Em termos de estrutura química, o muco é constituído por mucopolissacáridos. A parte polissacárida da molécula de muco é constituída por 50% de amino-açúcares e a parte proteica é constituída por 50% de treonina, serina, alanina e prolina. As ligações peptídicas formadas por estes aminoácidos conferem ao muco gástrico uma propriedade física importante - a capacidade de gelificar e causar uma resistência significativa à ação da pepsina. Este processo químico ocorre com a participação da ureia, que promove a solubilização (do latim tardio - solubilis - dissolução coloidal - polimerização em emulsão no processo de digestão) (V.G.Mysh, 1987). Como é sabido, a ureia é dissolvida sob a ação da urease da Helikobacter pylori. Provavelmente, é aqui que reside o mecanismo da ação "patogénica" ou mesmo terapêutica destas bactérias. De facto, o muco insolúvel sob a forma de gel é resistente à ação da pepsina e do ácido clorídrico. Só na forma dissolvida é que apresenta a sua propriedade tampão. Dada esta circunstância, posso especular que as bactérias acima mencionadas podem ser componentes da defesa. É bem possível que sejam. Mas, ao mesmo tempo que presto homenagem aos descobridores destes microrganismos, gostaria de chamar a vossa atenção para o facto de os representantes das principais escolas de gastroenterologia de muitos países, incluindo os EUA, ainda não terem dito a sua última palavra sobre este assunto, e espero que ela seja decisiva e objetiva.

Teoria mecânica. Em 1912, foi proposta por L. Aschoff. Na sua opinião, a causa da úlcera gástrica é a traumatização frequente da pequena curvatura do estômago pelos alimentos (trajeto dos alimentos), devido à estrutura especial desta zona. Deve admitir-se desde já que esta teoria é a única que tenta explicar a localização frequente das úlceras na pequena curvatura do estômago e no bolbo do cólon 12-p. Na teoria trófica, esta questão não é discutida. São necessários estudos adicionais para resolver este problema, que confirmarão ou anularão esta teoria quase centenária. Meu caro interlocutor, peço-lhe encarecidamente que não vá diretamente para o capítulo onde estes dados são apresentados. Não tenhamos pressa e interrompamos o curso da nossa conversa.

A teoria inflamatória. O fundador da teoria é G. Konejtzny (1923), que investigou 500 estômagos ressecados e concluiu que as úlceras gástricas e as úlceras do cólon 12-p. nunca se desenvolvem num estômago saudável. Estas são sempre precedidas de gastrite e duodenite. A teoria foi refutada 5 anos mais tarde pelo seu próprio contemporâneo - F. Buchner (1928), que provou a génese secundária das alterações inflamatórias no estômago como reação à presença de úlceras e ao aumento da acidez do suco gástrico. Sabe-se agora que a hiperemia e as erosões múltiplas da mucosa gástrica e do bolbo do cólon 12-p. não são nem a causa nem a consequência da úlcera, mas sim os seus satélites, que se desenvolvem devido à ação corrosiva do suco gástrico agressivo, um pouco mais cedo ou paralelamente a ela, mas que regridem necessariamente mais depressa do que ela durante a terapia anti-úlcera. **A teoria do reflexo nervoso**. De acordo com o seu fundador, R. Rossle, a principal causa da formação de úlceras é a transferência de irritações patológicas provenientes dos órgãos abdominais doentes através do nervo vago para o estômago, resultando em espasmo dos músculos do estômago, o que leva ao impacto de pequenas artérias, isquémia local e necrose. Os proponentes eram B. Moynihan. H. Mahnert e I.I. Grekov. O mérito destes cientistas é o reconhecimento do papel do nervo vago na patogénese da úlcera péptica. A desvantagem desta doutrina é que associava o aparecimento da úlcera péptica apenas a doenças da cavidade abdominal, ignorando factores externos, o papel do sistema nervoso central e muito mais. Eles não viam a participação do nervo vago no aumento da função formadora de ácido do estômago e, sem querer, apoiavam a teoria vascular de R. Virchow.

Questão: Há relatos na literatura de que a apendicite aguda é comum em pacientes com úlcera péptica. Se não nega este facto, o que é que o explica? O facto de ser frequente a combinação de apendicite aguda e úlcera péptica do estômago e do duodeno não pode ser negado. Mas penso que seria interessante descobrir o mecanismo de tal combinação. A teoria do reflexo nervoso e a teoria infecciosa da úlcera péptica acima mencionada não são capazes de o fazer. Por isso, chamo a vossa atenção para as seguintes observações minhas. Numa série de experiências em cães para o estudo diferenciado do papel da isquémia isolada do estômago e do intestino, cinco animais foram submetidos a uma constrição da artéria mesentérica superior em 50%. No período pós-operatório, todos os cães apresentaram inquietação geral, aumento da agressividade, aceleração da ingestão de alimentos e hipersalivação. Durante a primeira semana, o peso dos animais diminuiu 2-3 kg. Já num dia de gastroduodenofibroscopia, foram observadas gastrite antral aguda e duodenite, consistindo em hiperemia, pequenas hemorragias e formação de múltiplas erosões na mucosa piloroduodenal. No final da primeira semana e no início da segunda semana, estas alterações regrediram e apareceram úlceras agudas de forma redonda ou oval no bolbo do duodeno, em número de 1 a 3. Após três semanas a partir do momento do aparecimento, estas úlceras cicatrizaram sem cicatrizes visíveis. Nestes animais, no final da primeira semana desde o início da experiência, foram detectadas à colonofibroscopia uma tiflite catarral pronunciada e uma bauginite. Os resultados destas experiências permitem-nos concluir que tanto as úlceras agudas duodenais como a tiflite com bauginite têm um mecanismo de desenvolvimento comum. A isquémia do cólon pequeno e do cólon direito em consequência do estreitamento da artéria mesentérica superior leva a uma absorção deficiente e a um estado de fome. A função secretora do estômago e a função motora de evacuação de todo o trato gastrointestinal são reforçadas. O suco gástrico agressivo que entra no bolbo do cólon 12-p. tem o seu efeito corrosivo. A quantidade de suco do intestino delgado aumenta. Como resultado do aumento do peristaltismo, na sua forma inalterada, entra no intestino grosso e provoca alterações catarrais na membrana mucosa da sua secção inicial. Existe uma grande probabilidade de a referida secreção intestinal entrar no lúmen do verme e provocar a sua inflamação. Não é sem razão que existe uma teoria química da doença aguda

A apendicite, que explica o desenvolvimento desta doença, é o efeito patológico das enzimas intestinais na parede do verme. A entrada do suco não gasto do intestino delgado no ceco é possível com um aumento da função motora-evacuatória do trato gastrointestinal, que faz parte da patogénese da úlcera péptica. Talvez por esta razão, a incidência de apendicite aguda aumenta na primavera e no outono, quando há uma exacerbação da úlcera péptica. Assim, o mecanismo da concomitância da úlcera péptica e da apendicite aguda é melhor explicado a partir da teoria trófica do que da teoria infecciosa. A observação seguinte pode servir de exemplo: Doente B. Idade 22 anos. História do caso n.º 3820. Admitido na RRCH com o nome de V. V. B. Vakhidov 29. 09. 93 às 19.00 horas com queixas de dor no epigástrio e na região ilíaca direita de carácter constante, febre, fraqueza geral. Adoeceu há 6 horas. Notou um início súbito de dores no epigástrio. Passado algum tempo, surgiram dores na região ilíaca direita. Atribui o aparecimento da doença ao excesso de trabalho físico (durante o dia trabalhava na construção da sua própria casa) e ao sobreaquecimento. As dores no epigástrio apareceram às 13 horas, pelo que não almoçou. O estado geral aquando da admissão era satisfatório. O doente era de constituição regular, um pouco subnutrido. A pele estava limpa, seca, avermelhada na zona dos ombros e das costas. Temperatura corporal 38,0 C. Língua ligeiramente coberta por placas brancas. Coração: tons claros, sem sopros. Pulso 90 batimentos por minuto, A/D 130/80 mm. Hg. Respiração vesicular nos pulmões, sem estertores. O abdómen é ovalado, participa no ato de respirar, é mole. Dor à palpação na região epigástrica e na zona subcostal direita. Há também uma dor localizada à palpação de média profundidade na região ilíaca direita. Não há outros sintomas característicos de apendicite aguda ou peritonite. Os sopros peristálticos são audíveis. O fígado não está aumentado de tamanho. O baço não é palpável. Não há fezes. Não há gases. A micção é livre. Análise geral do sangue: eritrócitos - 5,6, hemoglobina - 168, c.p.. 0,9. Leucemia. -11,5. Basófilos - 1. Bacilos -18. Linfa -20. Monócitos -14. Coe-12. Urinálise: Proteína-0.033. Epitélio escamoso - 0,01 em p.s. Eritréia - 0,01 em p.s. Exames de sangue bioquímicos, ecg, radiografia de tórax sem peculiaridades. Com base em queixas de dor no epigástrio (sintoma de Kocher?) e na região ilíaca direita, dados objectivos - sensibilidade local à palpação no epigástrio e na região ilíaca direita, leucocitose com desvio das leucoformulas para a esquerda, foi diagnosticada apendicite aguda? Foi-lhe prescrito tratamento sintomático e observação dinâmica. 1.10.93: o estado do doente era satisfatório, a dor abdominal tornou-se moderada. Não havia náuseas nem vómitos. As fezes eram escassas, os gases eram expelidos. Análise do sangue: eritritol -5,2. Hemoglobina -166. C.p.-1.0. Leucemia -6,4. P/ya.-11. S/ya.- 61. EGDFS: Gastrite erosiva do antro, duodenite erosiva. Foi-lhe prescrita terapêutica anti-úlcera. Em 4.10.93 o estado do doente melhorou, não se queixa de dores abdominais. À palpação, o abdómen é macio. Indolor. As análises sanguíneas normalizaram. O doente teve alta. O doente foi aconselhado a seguir o regime alimentar, o trabalho de parto e o repouso. Esta observação permite-nos tirar a seguinte conclusão: Em consequência do esforço físico importante, do sobreaquecimento do organismo ao sol, desenvolveu-se um estado de fome. A falta de almoço agravou-a. O aumento da função evacuadora secretora e motora do estômago levou ao desenvolvimento de uma gastrite erosiva do antro. Em consequência da evacuação acelerada, a secreção não gasta do intestino delgado entrava no cego, possivelmente no lúmen do verme, sendo a causa da bauginite, da tiflite e, provavelmente, da apendicite catarral aguda. A propósito, não é nestas regularidades que devemos procurar o mecanismo de desenvolvimento do sintoma de Kocher em pacientes com apendicite aguda. A dor no epigástrio, provavelmente, não é o resultado da irradiação da dor da região do verme e, portanto, um sintoma caraterístico da apendicite aguda. Trata-se, muito provavelmente, de uma manifestação de gastrite antral e duodenite catarral ou erosiva que se desenvolve paralelamente à apendicite aguda, ou pode ser o resultado de um aumento da evacuação motora gástrica (espasmo do músculo liso). Se, neste doente, o diagnóstico de apendicite aguda acompanhada de gastroduodenite erosiva foi feito apenas com base numa queixa de dor na região ilíaca direita e na presença de sensibilidade local nesta área à palpação, o exemplo seguinte é mais probatório. Doente M. Idade 53 anos. Antecedentes médicos: n.º 3588. Foi admitido no serviço de cirurgia da secção de Jizzak do RSCEMP em 21.03.2008 às 17.05 horas com queixas de dores constantes no epigástrio e na região ilíaca direita, vómitos isolados. Adoeceu de forma aguda, por volta das 4 horas da manhã do dia 21.03.2008. Apareceram dores moderadas na região ilíaca direita, que se intensificaram progressivamente. Houve um único vómito. Às 16 horas desse dia (12 horas após o aparecimento das dores na região ilíaca direita) surgiram dores agudas na região epigástrica. Da história de vida: Há um ano foi operado no Centro Especializado Republicano de Cirurgia por úlcera péptica complicada com piloroestenose. Tendo em conta o estado geral grave causado pela cirrose hepática concomitante, foi efectuada a seguinte operação: vagotomia bilateral do tronco. Gastroenteroanastomose anterobasal em alça longa com união de Brown. Objetivamente: Estado geral de gravidade média. Coberturas cutâneas de cor habitual, limpas. O doente está um pouco subnutrido, de constituição correcta. Temperatura corporal 37,5 g. Nenhuma patologia por parte do coração, pulmões. Respiração 20 vezes por minuto. Pulso 92 batimentos por minuto. A/d 130/90 mm. Hg. Língua coberta de placa branca, húmida. Abdómen plano, simétrico. Cicatriz pós-operatória lisa no epigástrio ao longo da linha média. O abdómen está pouco envolvido no ato de respirar, com desfasamento da região ilíaca direita. O fígado e o baço não foram palpados. O embotamento hepático está preservado. Nota-se uma tensão muscular à palpação e uma sensibilidade acentuada no epigástrio e na região ilíaca direita. Os sintomas de Rovzing, Sitkovsky, Shchetkin-Blumberg são nitidamente positivos. Os ruídos peristálticos estão enfraquecidos. Fezes sem perturbações. As últimas fezes foram de manhã, no dia da admissão. A micção é livre. Hemograma: Eritrócitos. 3,8. Leucócitos. 10,8 com um desvio moderado para a esquerda. Hematócrito 34. COE 11 mm/hora. Índice de protrombina 89. Proteína total 6,2 g/l. Açúcar 9 mmol. O resto da química sanguínea está dentro dos limites normais. Ecg, radiografia de tórax e abdómen sem patologia. Diagnóstico clínico: Úlcera péptica do estômago e do duodeno. Estenose piloroduodenal cicatricial pós-ulcerosa. Condição após a operação de anastomose gastrointestinal numa alça longa com união inter-intestinal de acordo com Brown. Perfuração de úlcera péptica de gastro-enteroanastomose? Peritonite. Apendicite aguda destrutiva? Após uma preparação pré-operatória intensiva, o paciente foi operado uma hora mais tarde.

Laparotomia superior - linha média com excisão da cicatriz antiga. Durante a operação foi descoberto: Existe um orifício perfurado com infiltrado ulcerativo à sua volta na parede anterior da gastro-entero-anastamose. O conteúdo gástrico é expelido através do orifício, que se acumulou num espaço limitado devido às aderências. A cavidade abdominal foi higienizada. O orifício de perfuração foi suturado de acordo com o método de Oppel-Polikarpov. Uma revisão posterior revelou cirrose hepática melonodular. O verme tem até 7 cm de comprimento, uniformemente espessado, hiperémico, edematoso, com 7-8 mm de diâmetro, coberto por uma placa fibrinosa em alguns locais. Cerca de 10 ml de líquido seroso turvo na região ilíaca direita. Foi efectuada apendicectomia e saneamento da região ilíaca direita. A pélvis foi examinada com um tampão - seco. A ferida cirúrgica foi suturada camada por camada, deixando tubos de drenagem nas áreas de peritonite limitada. O período pós-operatório decorreu sem problemas. Os tubos de drenagem foram retirados no 3-4º dia. As suturas da pele foram removidas no 7º dia. A ferida pós-operatória cicatrizou por tensão primária. O doente teve alta em 28.03.2008 com a recomendação de continuar a terapêutica anti-úlcera iniciada. Parece-me que não é necessário qualquer comentário, não haverá exemplo clínico mais ilustrativo da inter-relação de ligações separadas da patogénese da úlcera péptica e da apendicite aguda. Aparentemente, neste doente, o desenvolvimento de apendicite aguda foi promovido pelo reforço da evacuação motora e da função secretora do trato gastrointestinal, características da fase aguda inicial e da fase de exacerbação da úlcera péptica.

A teoria nervo-trófica. O fundador desta teoria, A. D. Speransky, e os seus colaboradores provaram, em experiências com animais, a possibilidade de formação de úlceras gástricas em caso de irritação de várias partes do sistema nervoso central e periférico. Ele explica o aparecimento de alterações distróficas no estômago e no intestino por uma violação da função trófica do sistema nervoso. Este conceito é apoiado pelos trabalhos de V. A. Ivanov (1950), que observou o aparecimento de úlceras em lesões dos nervos vagos na mediastinite pós-traumática. É claro que é mais fácil criticar esta teoria a partir da altura atual, mas penso que não vale a pena.

A teoria neurogénica. (G. Bergmann, 1913). Esta teoria também afirma o papel ulcerogénico do espasmo muscular do estômago. Só que, em contraste com as duas teorias anteriores, prevê nela o papel não de um nervo vago, mas de todo o sistema nervoso autónomo, cuja desarmonia se desenvolve devido à irritação, proveniente não só dos órgãos da cavidade abdominal, mas também de factores externos existentes (fortes sensações de dor, traumatismos mentais).O mérito deste cientista deve ser considerado a sua observação em doentes com úlcera péptica de sinais de aumento do tónus do sistema nervoso autónomo e da função tiroideia e a ligação de factores nervosos e endócrinos na patogénese da úlcera péptica. Aliás, foi o primeiro a descrever sinais de perturbações do sistema nervoso autónomo e de hiperfunção da tiroide em doentes com úlcera péptica. Mas atribuiu o papel principal na ocorrência destas alterações, não aos geradores internos e externos de irritação, mas às características constitucionais dos sistemas nervoso autónomo e endócrino. Ele acreditava que, devido a essas características, havia distúrbios vasculares da parede gástrica como resultado do espasmo muscular. Reconhecendo os distúrbios vasculares como o principal elo no processo de formação de úlceras, o autor reconhece de facto a teoria vascular de R. Virchow.

Teoria córtico-visceral de K. M. Bykov e I. T. Kurtsin. De acordo com os fundadores desta teoria, sob a influência de sobrecargas neuropsíquicas, o efeito inibitório do córtex cerebral sobre os centros subcorticais é reduzido, onde se formam focos "dominantes" de excitação estagnada. Os sinais centrífugos destes centros "dominantes" conduzem a várias alterações endócrinas e bioquímicas no organismo, a uma diminuição da funçéo secretora e motora do estômago, a espasmos das artérias da sua parede. As perturbações vasculares provocam uma diminuição da nutrição da zona gastroduodenal e contribuem para a formação de úlceras. Note-se que, no final e aqui é reconhecido o papel principal do espasmo vascular na parede do estômago e do cólon 12-p. na patogénese da úlcera péptica. Só que, ao contrário das teorias neuro-reflexa e neurogénica, o mecanismo deste espasmo é explicado por causas mais gerais, que se baseiam num estado doloroso do córtex e dos centros subcorticais do cérebro, pelo que a teoria adquire um carácter algo abstrato. No entanto, o mérito dos autores deste conceito é que eles enfatizam a participação do córtex cerebral no desenvolvimento da úlcera péptica, chamam a nossa atenção para a natureza social da doença - uma caraterística específica de muitas doenças humanas.

Teoria da desadaptação ao stress. Baseia-se nos estudos do cientista canadiano

1. Selye (1974), que considera as úlceras gastroduodenais como uma das manifestações das doenças de adaptação, em resposta à ação das emoções negativas. As reacções de defesa, realizadas através do sistema hipófise-adrenal, levam ao desenvolvimento de alterações destrutivas na mucosa gástrica. Esta teoria faz eco da teoria trófica em dois pontos: 1. Ambas as teorias reconhecem o papel do stress no aparecimento da úlcera péptica. 2. O envolvimento do sistema endócrino (especificamente as hormonas do córtex suprarrenal) na patogénese desta doença. Mas não tem conceitos como o aumento do metabolismo, o estado de fome, o centro da fome, os nervos vagos, a agressão ácido-péptica. No ponto final, o mecanismo de desenvolvimento das úlceras gástricas e do cólon 12-p. também é reduzido a distúrbios vasculares.

Teoria péptica. (Bernard-Quincke-Leriche). A mais defensável das teorias locais da patogénese da úlcera péptica e teve muitos apoiantes entre os cientistas da era soviética e, especialmente, no estrangeiro. O efeito digestivo do suco gástrico nos tecidos vivos foi comprovado pela primeira vez nas experiências clássicas de Claude Bernard, em 1843. A propriedade patogénica do ácido clorídrico para a membrana mucosa do intestino delgado foi observada em estudos realizados no laboratório de I. P. Pavlov por G. H. Leper em 1904. Além disso, estudos experimentais de V. L. Gubar (1970) determinaram que, para a manifestação da ação corrosiva do ácido gástrico, é necessária uma taxa de secreção que assegure um pH do meio próximo de 1,0. A dependência do poder digestivo do suco gástrico em relação à concentração de ácido clorídrico nele contido foi constatada não só por trabalhos experimentais mas também por múltiplos trabalhos clínicos, que constituem a base atual da teoria péptica da úlcera péptica, ainda hoje popular. A tese bem conhecida, apresentada pela primeira vez pelo médico de Zagreb K. Schwarz (1910), "sem ácido não há úlcera", permanece válida até hoje, sem sombra de dúvida. Esta teoria explica uma fase específica da formação da úlcera. Embora não tenha em conta os complexos processos neuro-endócrinos que precedem esta fase, não revele o mecanismo de aumento da função secretora e motora-evacuadora do estômago e não tenha a pretensão de ser universal, enquadra-se bem nos contornos da teoria trófica.

O académico Victor Kharitonovich Vasilenko e os seus seguidores explicam a ulceração da mucosa do estômago e do cólon 12-p. pela discrepância entre os factores de agressão ácido-péptica e as capacidades de proteção da mucosa do estômago e do cólon 12-p. A diminuição das propriedades protectoras da mucosa destes órgãos ocorre como resultado da supressão da secreção de muco no estômago, bicorbanatos tanto pelo estômago como pelo pâncreas, abrandamento dos processos regenerativos e tróficos na mucosa do estômago e do cólon 12-p. Estudos dedicados ao estudo do papel desses fatores na ulcerogênese mostram um aumento na formação de muco, ativação da secreção de bicorbanato, aumento do grau de regeneração da mucosa gástrica na úlcera péptica com localização da úlcera no 12-p. cólon e sua inibição na úlcera gástrica (N. Y. Fursova et al., 1979).L. I. Tsodikova, 1983; L. I. Geller, S. A. Alekseenko, 1981; E. S. Ryss, 1981). Também são conhecidos de forma fiável indicadores elevados de acidez do suco gástrico em pacientes com úlcera duodenal e baixa com úlcera gástrica. Assim, existe um claro paralelismo, e não uma discrepância, entre os indicadores da função de formação de ácido do estômago e os mecanismos de proteção da sua mucosa e da mucosa do cólon. Por conseguinte, parece-me que as alterações cíclicas destes estados funcionais e morfológicos da mucosa gástrica e intestinal não são, muito provavelmente, componentes da formação de úlceras, mas sim sinais característicos de diferentes fases da doença ulcerosa, que mudam consoante a duração da história da úlcera e a idade dos doentes. Os defensores deste conceito provaram que a causa da hipersecreção gástrica é a hiperplasia e a hiperfunção do aparelho glandular da mucosa (C. G. Masevich,1967; Tz. G. Masevich,1967; V.N.Medvedev,1978; A.A.Fischer, L.M.Lazarev, 1978; V.M.Uspensky,1982; V.H.Vasilenko et al.,1987). Neste ponto, a sua opinião coincide com a nossa. L.S. Khibin (1977), G.I.

Burchinsky (1979), L.R. Dregstedt (1969) associaram a hipersecreção de ácido clorídrico ao aumento do tónus do nervo vago. Mais uma vez, uma coincidência. E qual é a causa da hipertonia do nervo vago? Em 1926, S.S. Zimnitsky acreditava que a sua causa era uma diminuição do pH do sangue e dos tecidos, e V.H. Vasilenko et al. (1987) - condicionamento hereditário. E.S. Ryss (1981) vê a causa do aumento da função produtora de ácido do estômago na violação do mecanismo de "inibição antral" da secreção de ácido clorídrico. Os estudos fundamentais dos cientistas sobre o papel das hormonas gastrointestinais na regulação das funções dos órgãos do aparelho digestivo ajudaram a resolver muitos problemas da gastroenterologia prática. Por exemplo, a decifração do mecanismo de "inibição antral" revelou a razão para o desenvolvimento de úlceras pépticas da gastro-enteroanastomose após a ressecção gástrica de acordo com Bilroth-2. (O aumento da produção de gastrina pelas células G na parte da mucosa antral deixada no coto do cólon de 12 p. leva à hipersecreção de ácido clorídrico). No entanto, o conceito moderno explica o aumento da função produtora de ácido do estômago por causas internas, sem encontrar uma ligação entre elas e os factores externos de formação de úlceras. Por isso, não consegue explicar as razões do aumento da incidência da úlcera péptica na adolescência e na idade adulta jovem, o carácter sazonal da doença, a combinação da úlcera péptica com doenças do fígado, dos pulmões, do coração, queimaduras, condições sépticas.

Teoria do refluxo. Em 1965, D. J. du Plessis encontrou no estômago de pacientes com úlcera péptica com localização da úlcera no estômago uma grande quantidade de bílis do que em pessoas saudáveis e falou a favor do refluxo duodenogástrico da bílis na ocorrência de úlceras gástricas. De acordo com os defensores desta teoria, J. D. Vitebsky (1974), J. S. Levine (1980), R. Whittle (1980), W. D. Ras et all. (1981), os ácidos biliares e a lisolecitina que entram no estômago têm um efeito citolítico na mucosa gástrica. Sem entrar em pormenores sobre o mecanismo desta ação, apresentarei alguns argumentos contra esta teoria. Em primeiro lugar, o refluxo duodenogástrico é igualmente frequente na úlcera gástrica e na gastrite crónica, e mesmo em pessoas saudáveis. Em segundo lugar, após a ressecção gástrica Bilroth-1 e Bilroth-2 com gastroenteroanastomose em alça curta, quando há cem por cento de penetração da bílis no coto gástrico, a incidência de úlcera gástrica não excede a incidência após a ressecção gástrica Bilroth-2 na modificação de Hofmeister-Finstrerer com gastroenteroanastomose em alça longa com anastomose segundo Brown, excluindo a penetração da bílis no estômago.

A teoria vascular de R. Virchow.

De acordo com esta teoria, a causa principal da formação de úlceras gástricas é a degeneração gordurosa e ateromatosa das artérias gástricas, resultando no amolecimento da parede gástrica, que não consegue resistir à agressão do suco gástrico. Esta teoria foi apoiada por H. Merkel (1869), F. M. Openhovsky (1889), que encontraram na zona da úlcera e à sua volta ateromatose dos vasos, formação de aneurismas, embolia de pequenas artérias, degeneração hialina da parede dos vasos. Quase 100 anos mais tarde, N.A. Skuya (1955), I.V. Zherdin (1957), V.A. Bakhtiyarov (1958), Ch.H. Kardanov (1969), R.M. Andreeva (1970) realizaram métodos mais avançados de investigação que confirmaram não só estes dados, mas também encontraram alterações patomorfológicas nas veias da parede gástrica. Embora os autores atribuam o aparecimento destas alterações ao processo inflamatório na zona da úlcera, reconhecendo assim o seu carácter secundário, G. I. Dorofeev (1972, 1981), L. I. Aruin (1976), L. V. Potashov (1981) atribuem um papel importante na patogénese da úlcera péptica às alterações vasculares na camada submucosa da parede do estômago e do cólon 12p.

Assim, todas as teorias da úlcera péptica acima referidas, com exceção das teorias mecânica e vascular, interpretam, à sua maneira, alguns elos intermédios da etiopatogénese da úlcera péptica do estômago e do cólon 12-p., de uma forma ou de outra, mas enquadram-se nos contornos da teoria trófica. As teorias mecânica e vascular, pelo menos parcialmente, mas ainda não desistiram das suas posições. Assim, a nossa disputa continua.

MAIS SOBRE ALTERAÇÕES VASCULARES

A questão das alterações vasculares na patogénese da úlcera péptica continua em aberto até aos dias de hoje. Embora existam muitas dúvidas sobre esta questão, ainda ninguém refutou completamente a teoria vascular da úlcera péptica. A posição desta teoria é reforçada pelo facto de a essência das teorias neuroreflexa, neurotrófica, neurogénica, córtico-visceral e da teoria da desadaptação ao stress acima mencionadas se reduzir, em última análise, a alterações vasculares. A presença de alterações vasculares na parede gástrica na zona da úlcera é um facto inegável e não pode ser negado. Penso que é preciso ir por outro caminho. É necessário provar o seu carácter secundário. Nesse caso, a teoria trófica assumirá uma posição de monopólio. Alarguemos o leque das fontes literárias estudadas e dedicadas a esta questão. As alterações vasculares são mais frequentemente características da úlcera gástrica crónica e da úlcera do cólon. O estudo morfológico das preparações gástricas após a cirurgia de ressecção gástrica para úlceras hemorrágicas agudas atesta o defeito desenvolvido da membrana mucosa contra o fundo de um canal vascular normal ou mesmo de uma vascularização reforçada da parede gástrica e do cólon 12p. (V.M. Mayorov, H.N. Mamatkulov, 1991). Para compreender o papel do fator vascular no desenvolvimento da úlcera gástrica crónica e da úlcera do cólon 12-p., o estudo das principais artérias que irrigam estes órgãos em doentes com úlcera péptica é de grande importância. Neste contexto, merecem destaque os relatos sobre a maior frequência de lesões ulcerativas gástricas e intestinais em lesões estenóticas dos ramos viscerais da aorta abdominal. Assim, de acordo com os dados de L. V. Potashov, M. D. Knyazev,
A.M. Ignashov (1985), J. Conn (1969) em 20-75% dos pacientes com estenose por compressão do tronco primário observa-se úlcera gástrica e do cólon 12-p. e segundo E.E. Gogin et al. (1980) a sua frequência depende do grau de gravidade da obstrução vascular. A importância da síndrome de compressão do tronco primário na evolução torácica da úlcera gástrica é realçada pelo facto de a maioria dos doentes com úlceras gastroduodenais crónicas ser curada após a correção da perturbação do fluxo sanguíneo ao longo do tronco primário (H. Q. Beger et al., 1975). Beger et al., 1975; H.J.R. Hahaen, 1976; P. T. Harjola (1963), A.A Mihas et al., 1977;). Nos seus estudos, L.V. Potashov et al. (1985), F. Bauer (1977) descobriram que a isquemia prolongada da mucosa gástrica é acompanhada por uma diminuição da secreção de ácido clorídrico e pepsina, e esta diminuição ocorre em paralelo com o grau de comprometimento da circulação sanguínea local.

Assim, estes estudos mostram que o fator péptico não deve ter uma importância significativa na génese da formação de úlceras na estenose por compressão do tronco prural. Isto significa que o principal fator é a isquemia crónica, que leva a uma diminuição da resistência dos tecidos da mucosa gástrica e intestinal. Mas os dados de F. Olbert et al. (Citado em L.V.Potashov,1985), E.S. Crawford et al. (1977), K. Svanes, A. Ulven(1977), B.K. Semb et al. (1977), que encontraram ulceração gastroduodenal mais frequentemente (50%) em lesões da artéria mesentérica superior do que em doentes com estenose do tronco glomerular (18%), contradizem esta conclusão. Porque, apesar do facto de a isquemia da parede do estômago e do intestino 12-p. na lesão isolada da artéria mesentérica superior ocorrer devido ao roubo de sangue da bacia do tronco primário e, portanto, não ser expressa num grau acentuado, as úlceras ocorrem 3 vezes mais frequentemente do que na estenose da artéria primordial. Portanto, o problema não está apenas na isquemia. Este facto é confirmado pelos estudos de M. Cariello (1965), que examinou 45 doentes com aterosclerose dos vasos dos membros inferiores e encontrou úlceras gastroduodenais em 32%. O principal fator ulcerogénico nesta categoria de doentes é a agressão ácido-péptica, uma vez que a maioria deles apresenta hipersecreção gástrica com aumento da concentração de ácido clorídrico livre e da atividade da pepsina nas fracções basais do suco gástrico (R. Hall, G. A. Bunch, C. S. Humphrey, 1971).

Para o estudo diferenciado do papel da isquemia isolada do estômago e do intestino delgado, separadamente, no processo de desenvolvimento de úlceras piloroduodenais, realizámos experiências em 25 cães mestiços. Cinco animais foram submetidos à constrição da artéria mesentérica superior em 50%, 20 cães foram submetidos à ligadura da artéria gástrica esquerda e de ambas as artérias gástrico-salvicais. Nos primeiros 5 animais, após 24 horas, observou-se uma gastrite antral aguda e uma duodenite constituída por hiperemia, pequenas hemorragias e múltiplas erosões na mucosa piloroduodenal. No final da primeira semana, as alterações supramencionadas regrediram e surgiram úlceras agudas de forma redonda ou oval no bolbo do cólon de 12 p., em número de 1 a 3. Quatro semanas após o início da experiência, estas úlceras cicatrizaram sem cicatrizes visíveis. Após a operação, os índices de secreção gástrica eram nitidamente superiores ao nível pré-operatório.

O estudo da secreção gástrica nos animais do segundo grupo revelou o seguinte: a acidez do suco gástrico e a atividade da pepsina em 3 animais eram ligeiramente superiores ao nível pré-operatório durante a primeira semana. Nessa altura, os três animais apresentavam gastrite hemorrágica, mais pronunciada na região antral. Nos restantes 17 animais, a função secretora gástrica foi inferior aos níveis pré-operatórios desde o início. Não se formaram úlceras em nenhum animal durante o seguimento de até 3 meses.

Estas observações indicam que a agressão ácido-péptica do suco gástrico é importante para a formação de úlceras piloroduodenais, e a isquemia do órgão não desempenha um papel importante. A ligadura das artérias gástricas leva à supressão da sua secreção, enquanto a isquémia do intestino delgado, em que a absorção a partir deste é fortemente reduzida com o desenvolvimento de inanição tecidular, estimula a produção de ácido clorídrico e pepsina. Penso que esta conclusão reforça mais uma vez a posição da teoria trófica e não vascular da úlcera péptica, mas não esclarece a solução da questão "o que é primário? A úlcera ou as alterações vasculares?" Espero que concordem comigo. Para responder a esta pergunta, é necessário familiarizar-se em pormenor com a natureza das alterações vasculares na área da úlcera crónica e à sua volta.

Estudos sobre o estado dos vasos intrínsecos do estômago na úlcera péptica indicam uma reestruturação significativa do sistema arterial gástrico com uma transição para uma localização radial em relação ao defeito da úlcera (Ch.Kh.Kardanov, 1969). Não enfatizei em vão, vamos lembrar essa linha novamente. Mais perto da úlcera, as artérias diminuem de diâmetro, endireitam-se, formam uma rede pouco profunda de anastomoses, muitas vezes cortadas. A alteração morfológica mais frequente e permanente dos vasos arteriais na zona da úlcera é a endoarterite produtiva, que tem 3 fases de desenvolvimento: 1. Infiltração celular. 2. Reação proliferativa célula-fibra. 3. Tipo de crescimento excessivo fibroso. A localização de fibras elásticas recém-formadas nos crescimentos excessivos da íntima arterial indica um curso ondulatório da endoarterite produtiva, que depende da alternância de períodos de exacerbação e remissão da úlcera péptica. Mais uma vez sublinhado. Estudos morfológicos de preparações gástricas após ressecção e autópsia mostram que nos vasos sanguíneos do estômago em lesões ulcerosas crónicas são constantemente encontradas alterações bastante pronunciadas manifestadas por vários tipos de vasculite, até à sua completa obliteração (V.A. Bakhtiyarov, 1958). O crescimento excessivo da íntima, a hipertrofia da camada muscular das artérias, a sua hialinose e esclerose são observados não só na zona da úlcera, mas também a uma distância considerável da mesma. Saliento pela terceira vez. As alterações morfológicas das artérias também se manifestam na irregularidade do seu calibre em alguns locais, no estreitamento difuso do seu lúmen e na tortuosidade. A natureza dos troncos arteriais morfológicos acima referidos mostrou que a tortuosidade está associada à deformação dos ramos arteriais devido ao forte desenvolvimento de tecido conjuntivo na parede gástrica ao longo do curso dos vasos (I. V. Zherdin, 1957). Existem violações distintas no lado do sistema venoso da parede do estômago, expressas numa deformação acentuada do padrão venoso com perda de "individualidade", assimetria das paredes anterior e posterior, abundância de dilatações aneurismáticas das veias. Os estudos histológicos revelam um infiltrado inflamatório ao longo do trajeto das pequenas veias, com esclerose das suas paredes. Para além dos vasos sanguíneos, ocorreram alterações escleróticas na camada submucosa e nas camadas intermusculares da parede do estômago e do cólon 12-p. (R. M. Andreeva, 1970). Na zona de tecido fibrótico, os vasos apresentavam uma parede esclerosada espessada, com fenómenos de endoarterite e endoflebite produtivas, em alguns locais com estreitamento acentuado do lúmen. O crescimento excessivo do tecido conjuntivo nas camadas intermusculares da mucosa e da camada muscular própria da parede do estômago e o engrossamento da estrutura argirofílica conduziam frequentemente ao encolhimento e à deformação não só destas zonas, mas também de toda a parede do estômago. Foram encontradas alterações morfológicas semelhantes nos tecidos do pequeno omento em caso de localização de úlcera crónica na fase aguda na pequena curvatura do estômago. A substituição completa do tecido muscular por cicatrizes levou à rigidez das paredes do estômago com o desenvolvimento da sua cirrose (R. A. Skuya, 1955). Todas estas alterações morfológicas, acima referidas, são características das úlceras crónicas do estômago e do cólon 12-p. e não ocorrem nas úlceras agudas destes órgãos. Este facto faz-nos supor que as diversas e profundas alterações morfológicas reveladas nos vasos sanguíneos da parede do estômago na zona da lesão ulcerosa são de natureza reactiva (secundária) e, provavelmente, criam as condições necessárias para a transformação da úlcera aguda em crónica. A profundidade e o grau de desenvolvimento das alterações infiltrativas-escleróticas dependem da duração do defeito da úlcera e são mais pronunciados quanto mais longa for a história da úlcera (V. D. Kalinka, 1964; V. A. Alimov et al., 1975). Como que resumindo os dados da literatura sobre este assunto, L. I. Aruin (1990) conclui que os danos vasculares na zona das úlceras são bem conhecidos e que estas têm, de facto, a forma de vasculite com o desenvolvimento de endoarterite, endoflebite, até à obliteração dos vasos, com alterações graves, como edema mucoide e fibrinóide. Mas tudo isto se desenvolve de forma secundária, a seguir à úlcera e, evidentemente, tendo surgido, perturbam os tróficos da parede do estômago e do cólon 12-p. e participam certamente, em primeiro lugar, nos processos de cronicização da úlcera, impedindo-a de cicatrizar, e, em segundo lugar, nas recidivas, quando este local fica já danificado.

Assim, a análise dos dados da literatura relativos às alterações morfológicas dos vasos sanguíneos da parede gástrica e do cólon 12-p. na doença ulcerosa péptica permite-nos tirar as seguintes conclusões:

2. É caraterística uma combinação frequente de ulcerações gastroduodenais com estenose do tronco primário e da artéria mesentérica superior da aorta abdominal. Na estenose da artéria mesentérica superior, a percentagem de úlceras gastroduodenais é muito mais elevada do que na estenose do tronco parietal, o que está associado ao aumento da função de secreção ácida do estômago na estenose da artéria mesentérica superior e à sua supressão na estenose do tronco parietal.

3. As alterações morfológicas da parede gástrica na zona periulcerosa, expressas por lesões escleróticas das artérias e veias, localizadas principalmente na camada submucosa, bem como nas camadas intermusculares da mucosa e na camada muscular intrínseca da parede do órgão, são características das úlceras gástricas crónicas e das úlceras do cólon 12-p.

4. As alterações morfológicas na parede dos vasos sanguíneos da parede gástrica têm um desenvolvimento ondulatório, dependendo dos períodos de exacerbação e remissão da úlcera péptica.

5. As alterações vasculares também são encontradas a uma distância distante da úlcera, mas são mais pronunciadas perto dela. A gravidade destas alterações é mais acentuada quanto mais longa for a história da úlcera, ou seja, quanto maior for a "idade" da úlcera.

6. Nas úlceras agudas, estas anomalias vasculares não estão presentes. Pelo contrário, existe frequentemente um aumento da vascularização da parede gástrica e do cólon 12-p. na área da úlcera.

7. A desvascularização subtotal do estômago e, mesmo a ligadura elevada das artérias gástricas e gástrico-salvicais na experiência em cães não conduz ao desenvolvimento de necrose isquémica da parede gástrica e à formação de úlceras.

De tudo isto resulta claro que, apesar da presença na literatura de dados baseados em estudos radiográficos e morfológicos dos vasos gástricos na úlcera péptica, experiências em vários animais, ainda não foi possível provar completamente, muito menos negar o papel das perturbações vasculares na génese das úlceras gastroduodenais. O seu mérito é a afirmação do facto de existirem alterações escleróticas na parede do estômago e do cólon 12-p., incluindo perturbações vasculares características das úlceras crónicas destes órgãos. Mas até agora o mecanismo de desenvolvimento das alterações vasculares não foi revelado. Por isso, é importante procurar provas da natureza secundária e das causas de lesões vasculares isoladas apenas do estômago e do duodeno, e mesmo dentro dos limites do próprio órgão na doença ulcerosa péptica. O nosso estudo tem como objetivo resolver este problema, que é o tema da discussão que se segue.

MECANISMO DAS ALTERAÇÕES MORFOLÓGICAS CARACTERÍSTICAS DAS ÚLCERAS GASTRODUODENAIS CRÓNICAS

O papel principal da agressividade do suco gástrico na ulcerogénese e a validade da expressão "sem ácido, sem úlcera" em relação ao desenvolvimento de úlceras agudas são geralmente reconhecidos. Também não há muitas dúvidas de que a agressividade do suco gástrico ocupa um lugar de destaque entre os factores que levam à cronicidade da úlcera aguda e ao desenvolvimento de alterações morfológicas características das úlceras crónicas. Mas, como é que isto acontece? Qual é o mecanismo de interação entre o suco gástrico agressivo e o infiltrado "inflamatório" periulceroso? Estará o fator ácido-péptico do suco gástrico relacionado com o desenvolvimento de alterações patomorfológicas na parede do estômago e duodeno em torno das úlceras crónicas? Qual é a génese das perturbações vasculares secundárias na zona periulcerosa, da perigastrite, da periduodenite, do desenvolvimento de aderências extensas, por vezes muito superiores ao tamanho da cratera da úlcera, da parede e de aderências inter-orgânicas que envolvem a zona piloroduodenal? Para responder a estas questões, foi necessário provar a minha suposição de que, nas úlceras gastroduodenais, pode haver infiltração de suco gástrico através do defeito da úlcera para a parede do estômago e do duodeno. A infiltração através da úlcera e a disseminação do suco gástrico contendo ácido clorídrico livre e pepsina em torno da periferia da úlcera poderiam levar ao desenvolvimento de um infiltrado inflamatório e ao aparecimento de estruturas cicatriciais de tecido conjuntivo na zona periulcerosa. Mas como provar este facto? A identificação do suco gástrico natural em preparações histológicas do estômago pelos métodos modernos existentes é difícil, e talvez mesmo impossível. É necessária a sua rotulagem. Começámos a nossa investigação com a solução deste problema.

Seleção do marcador ideal para a identificação de uma possível infiltração de suco gástrico através do defeito da úlcera na parede do estômago e do duodeno.

Qualquer substância indiferente para a qual a condição obrigatória é não penetrar através da membrana mucosa normal do trato gastrointestinal, especialmente o estômago e o duodeno, seria útil como marcador. Com este objetivo, em experiências com 30 ratos brancos, foram testadas várias substâncias químicas: azul de metileno, congorot, verde brilhante, suspensão aquosa de amido de batata e pastilhas de carvão ativado esmagadas até ao estado de pó. Os resultados dos estudos experimentais mostraram que apenas a suspensão aquosa de carvão ativado triturado satisfazia estes requisitos. No exame macroscópico do estômago, intestino delgado e grosso de animais experimentais na autópsia, uma hora após a introdução no estômago, com a ajuda de um cateter subclávio infantil, de 1-2 ml de suspensão aquosa a 10% de carvão ativado triturado, verificou-se que toda a mucosa do estômago estava coberta de massa negra sob a forma de película. Após três horas, restavam apenas migalhas de película escura em algumas partes do estômago, entre as dobras da mucosa. A massa escura semi-líquida encontra-se no lúmen do intestino delgado. Após 24 horas, o estômago e o intestino delgado estão limpos, e o conteúdo escuro está presente no lúmen da parte cega e ascendente do intestino grosso.

No exame morfológico de preparações preparadas a partir de diferentes partes do estômago, duodeno, intestino delgado e grosso nos períodos de observação acima mencionados, não foi detectada a presença de micropartículas de carvão ativado na espessura da sua parede. Consequentemente, as micropartículas de carvão ativado introduzidas no estômago de animais experimentais sob a forma de suspensão aquosa através da mucosa normal intacta do trato gastrointestinal não penetram e, na espessura da parede do estômago e do duodeno, só podem atravessar o defeito ulceroso, em caso de possível infiltração de suco gástrico através dele.

Foram realizados estudos clínicos em 51 doentes com úlcera péptica em fase de exacerbação, com úlceras gástricas (19) e duodenais (32) verificadas endoscopicamente, com o seu consentimento. Na véspera da cirurgia, à noite, após a lavagem gástrica, foi-lhes dada a beber 50 ml de uma suspensão aquosa a 10% de carvão ativado medicinal triturado, preparada de fresco. De manhã, o estômago foi novamente lavado. Imediatamente após a operação, a parte ressecada do estômago, juntamente com a úlcera, foi lavada em água corrente da torneira e foram retirados pedaços de tecido dos bordos da úlcera e a uma distância de 1, 2, 3 cm para exame histológico. As peças individuais foram fixadas em solução de formalina Lilly a 10%, as secções foram coradas com hemotoxilina-eosina e examinadas por microscopia ótica. Outras peças destinadas ao exame ao microscópio eletrónico de varrimento foram fixadas em solução de glutaraldeído a 2,5%, desidratadas em acetonas de concentração crescente, seguidas de secagem pelo método de transição do ponto crítico no aparelho NSR-2 "Hitachi" (Japão) e pulverizadas por pulverização iónica no aparelho IB-3 "Eiko" (Japão). Foi utilizado um microscópio eletrónico de varrimento (SEM) "S-405 A" "Hitachi". Secções ultrafinas do estudo no microscópio eletrónico de transmissão (TEM) "p-600" "Hitachi" (Japão). A superfície da cratera da úlcera e o microrrelevo da zona perifocal da parede gástrica e duodenal foram estudados no microscópio eletrónico de varrimento numa fatia.

Novos aspectos da morfogénese das úlceras gástricas e duodenais crónicas.

Material operatório - a parte removida do estômago de 51 pacientes com úlceras gástricas (19) e duodenais (32) foi submetida a estudo morfológico. Estudos com a ajuda de microscopia ótica mostraram a penetração de micropartículas de carvão ativado através do defeito da úlcera até à espessura da parede do estômago (duodeno) (Fig.1).

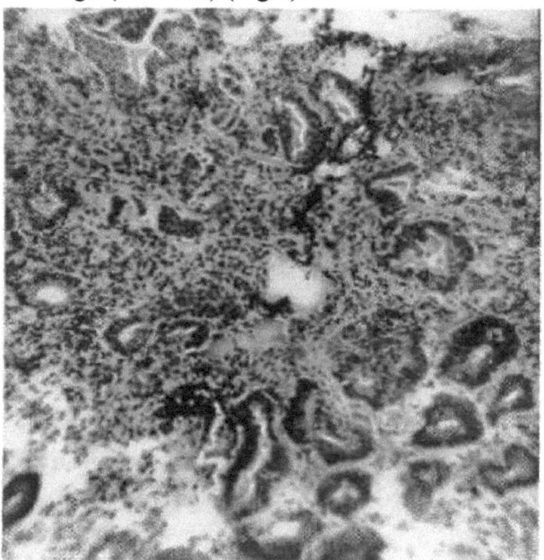

Fig.1. O bordo de uma úlcera gástrica crónica de um doente após a injeção do marcador. Fase inicial de infiltração do marcador na parede gástrica à volta da úlcera através das fendas. CM, uv.160.

Foi observada a infiltração do marcador nas camadas profundas da parede do órgão até à membrana serosa. Simultaneamente, em cortes separados, a presença de micropartículas de carvão ativado foi claramente revelada nas áreas bastante afastadas do bordo da úlcera - 3 cm. A localização do traçador não era uniforme e difusa, mas sim sob a forma de "riachos" que partiam da úlcera (Fig.2,3).

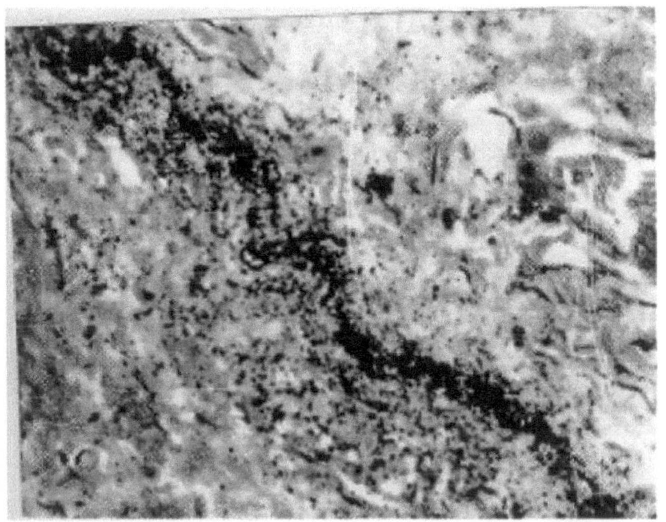

Fig. 2. Localização do traçador na zona periulcerosa a uma distância de 2 cm do bordo da úlcera gástrica num doente. CM. Coloração de hemotoxilina-eosina, Eosina 400.

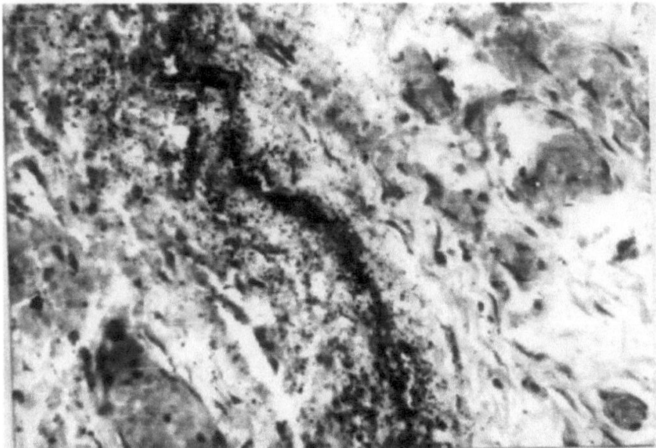

Fig. 3. Localização do traçador na zona periulcerosa a uma distância de 3 cm do bordo da úlcera gástrica num doente. CM. Coloração de hematoxilina-eosina, Eosina, Eq.400.

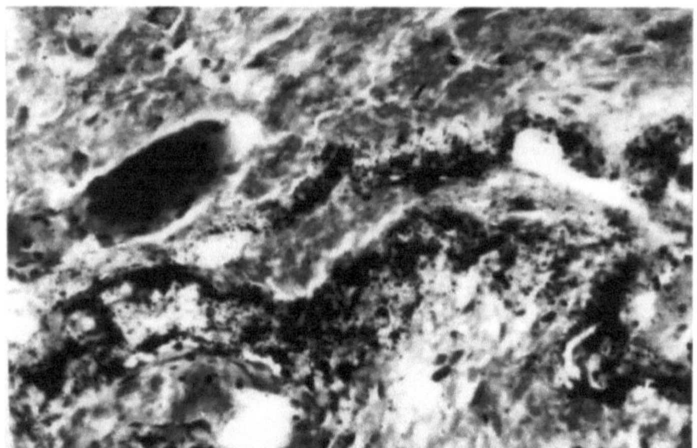

Fig.4. Localização do traçador na zona celular paravasal da parede gástrica a uma distância de 2 cm do bordo de uma úlcera crónica. CM. Coloração com hematoxilina-eosina. Eq. 400.

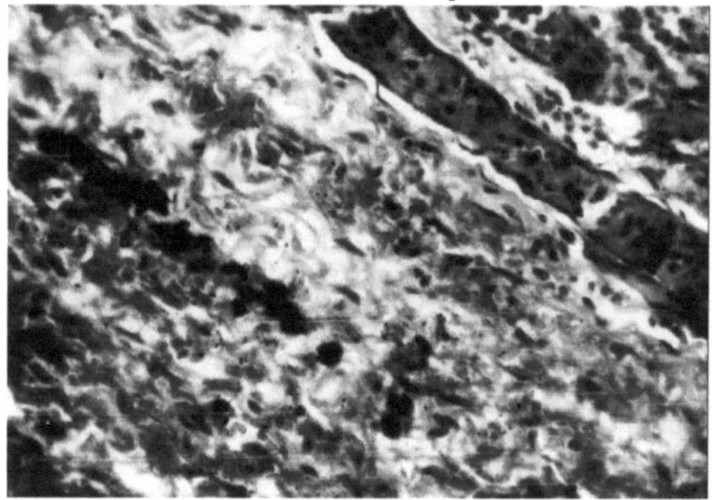

Fig. 5. Localização do traçador nas camadas intermusculares da camada muscular da parede gástrica. CM. ocr. Coloração com hematoxilina-eosina. Hematoxilina-eosina. 400.

As micropartículas de carvão ativado localizavam-se predominantemente no plexo paravasal e perineural e nas camadas intermusculares (Figuras 4 e 5). O carácter ordenado da penetração e distribuição do marcador indicava a possibilidade de existirem certas vias ou microcanais com origem nos bordos da úlcera, através dos quais o suco gástrico (juntamente com ele e o marcador) se infiltra na espessura da parede gástrica e duodenal.

O estudo da superfície da cratera da úlcera por microscopia eletrónica de varrimento mostrou a presença de muitas fendas e orifícios de diferentes formas e tamanhos, localizados principalmente no bordo das paredes laterais e no fundo da úlcera crónica. paredes laterais e no fundo da úlcera crónica (Fig.6,7,8).

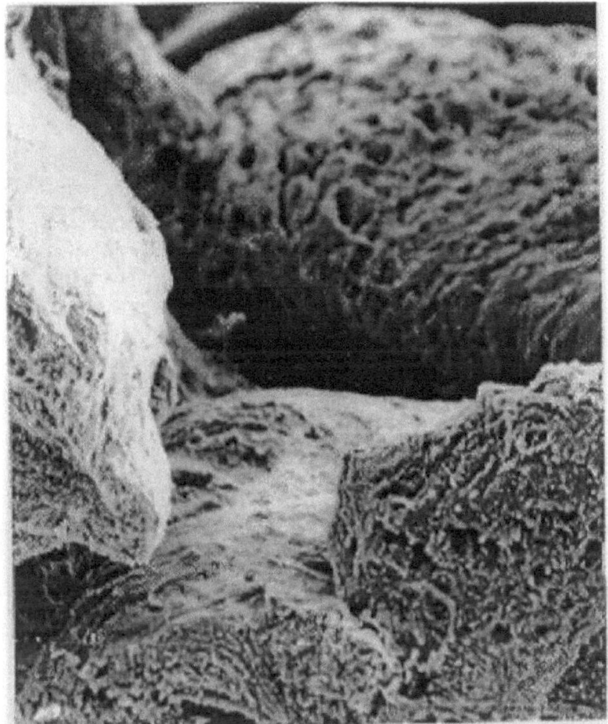

Fig.6. Borda e fundo de uma úlcera gástrica crónica de um doente. MEV.Uv.1000. Em alguns casos, observou-se a acumulação de tufos de pêlos nestas fendas, indicando a sua génese vestibular (Fig. 9).

O estudo do microrrelevo da parede gástrica e duodenal em torno da úlcera crónica após a fragmentação da preparação congelada revelou a presença de um número moderado de microfendas ou microcanais que partiam dos bordos da úlcera numa direção radial (Fig. 10). Em algumas fatias, estas microcavidades estavam preenchidas com flocos de fibrina e muco (Fig.11).

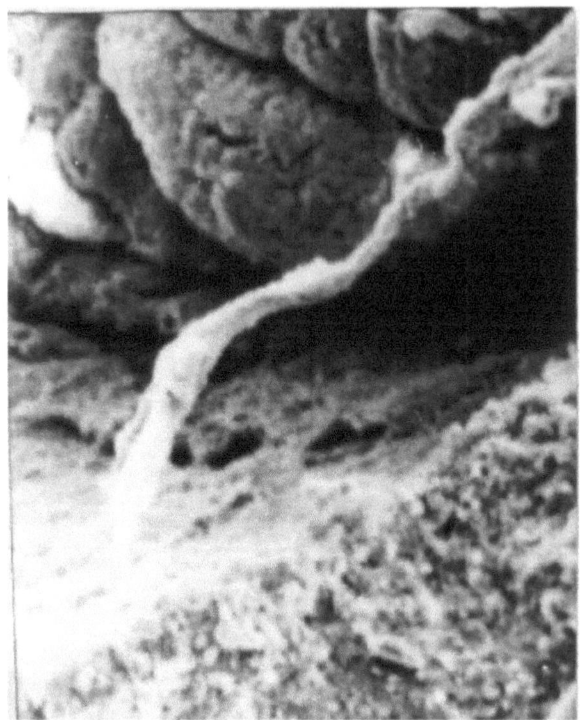

Fig.7. Fenda no limite da parede lateral e no fundo de uma úlcera gástrica crónica.SEM. Eq. 1500

Nos doentes que receberam o marcador, os microcanais indicados foram preenchidos com numerosas micropartículas de carvão ativado, com formas cúbicas irregulares, com 15-30 μ de tamanho. (Fig.12)

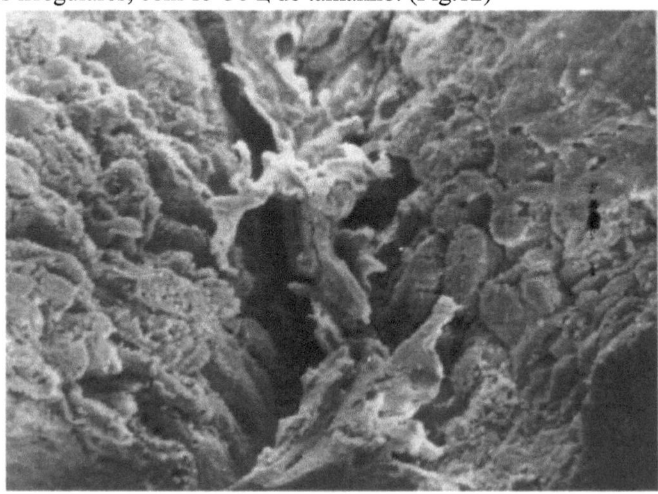

Fig. 8. Fenda longitudinal na parede lateral de úlcera gástrica crónica.
SEM.Eq. 600

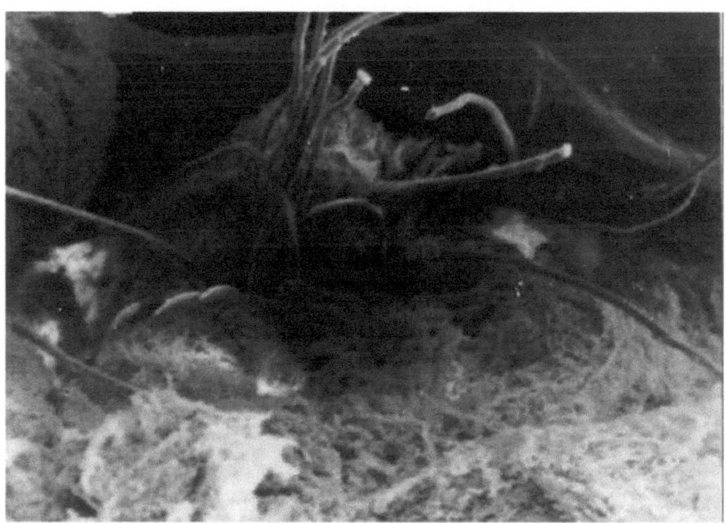

Fig. 9. Bordo e fundo de um doente com úlcera gástrica crónica com um tufo
de cabelo na fenda. SEM. Eq. 600

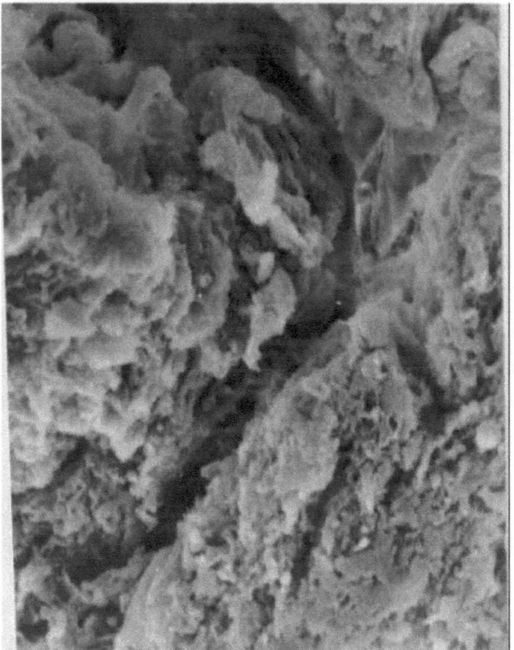

Fig. 10. A parede gástrica à volta da úlcera crónica sobre a fenda. Presença

de fendas no bordo da úlcera gástrica crónica. SEM. Eq.600.

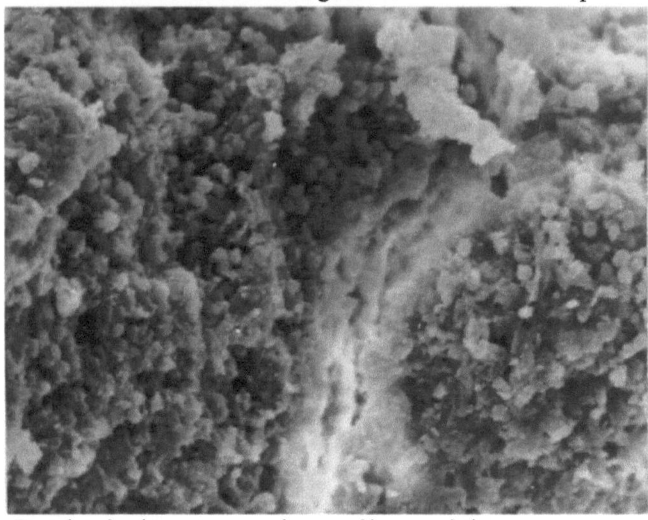

Fig. 11. Parede gástrica em torno de uma úlcera crónica num corte.
Acumulação de flocos de fibrina, muco na área da boca cortada no fundo da
úlcera crónica. SEM. Eq. 600

Por vezes, estas micropartículas aderiam a uma parede do microcanal,
ficando a outra parede do canal com o lúmen livre (Fig. 13, 14). Nalgumas
preparações, as micropartículas de carvão ativado preencheram
completamente o lúmen do microcanal, cobrindo todas as paredes e deixando
um pequeno espaço no meio do mesmo, sob a forma de um fairway (Fig.
15,16).

**Pergunta: Qual é a natureza das microcavidades que descobriu? Como é
que se podem distinguir, por exemplo, dos vasos linfáticos?** O
desenvolvimento de um enfisema subcutâneo total no pneumomediastino
valvular (perfuração do esófago, da traqueia e dos brônquios principais) e a
propagação de gases para os tecidos na infeção clostridial demonstram a
permeabilidade ao ar da fenda paravasal e dos espaços entre as fibras
musculares. Por conseguinte, é de notar que a infiltração de suco gástrico
inicialmente a partir da superfície da úlcera aguda se processa ao longo destas
estruturas. No decurso da cronicização da úlcera, formam-se nestas zonas
microcavidades ou microcanais permanentes, que se distinguem pelo facto de
as suas paredes carecerem de elementos endoteliais característicos dos vasos
linfáticos e sanguíneos. A parede dos microcanais que encontrámos está
exposta por uma única camada de fibroblastos achatados (Fig. 17).

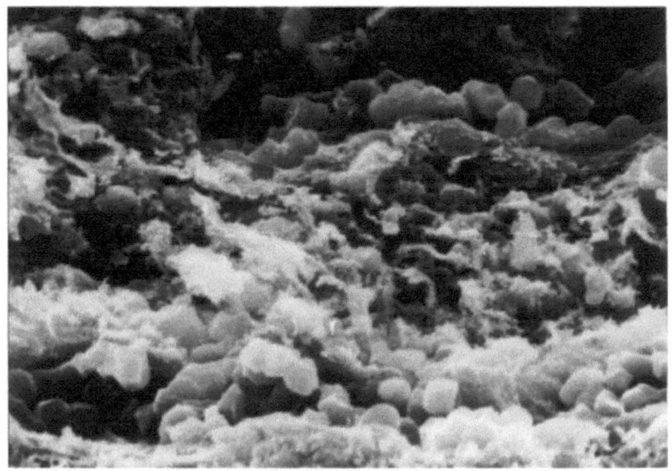

Fig. 12. Parede gástrica em torno de uma úlcera crónica numa fatia. Microcanais preenchidos com micropartículas de carvão ativado. SEM. Uv.2000.

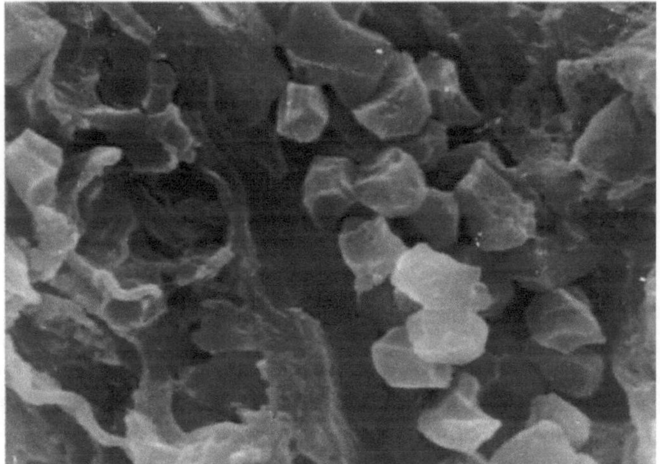

Fig. 13. Parede gástrica em torno de uma úlcera crónica numa concha. Acumulação de micropartículas de carvão ativado numa das paredes da microlitografia. Lúmen livre na outra parede.
SEM. Eq. 2000

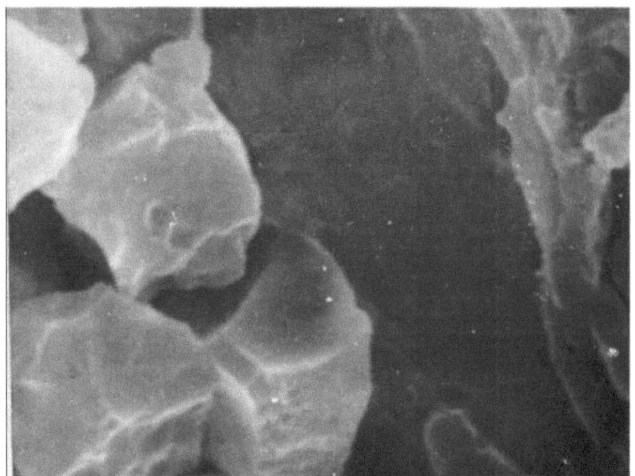

Fig. 14. Fragmento da figura N- 13. SEM. Eq. 10000.

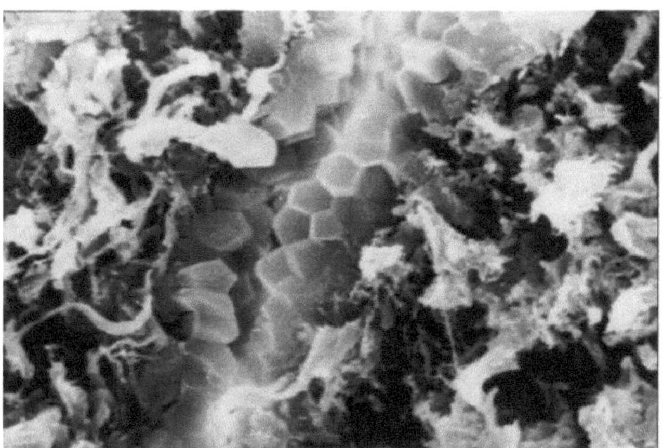

Fig. 15. A parede gástrica em torno de uma úlcera crónica num corte. Identificação de micropartículas de carvão ativado na microfenda na zona periulcerosa. SEM. Uv. 2000

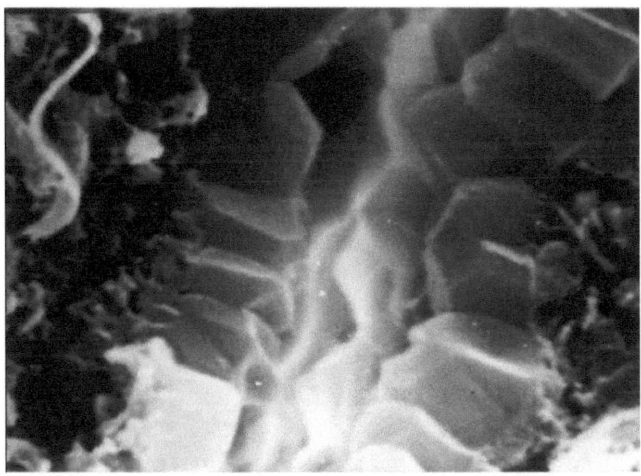

Fig. 16. Deteção do traçador na microbainha da parede de uma úlcera gástrica crónica.
SEM. Eq. 6000

A espinha dorsal de tecido conjuntivo da parede destes microcanais indica que se trata de túbulos recém-formados. Estes túbulos localizavam-se principalmente em torno de vasos, fibras nervosas e nas camadas intermusculares (Fig.18).

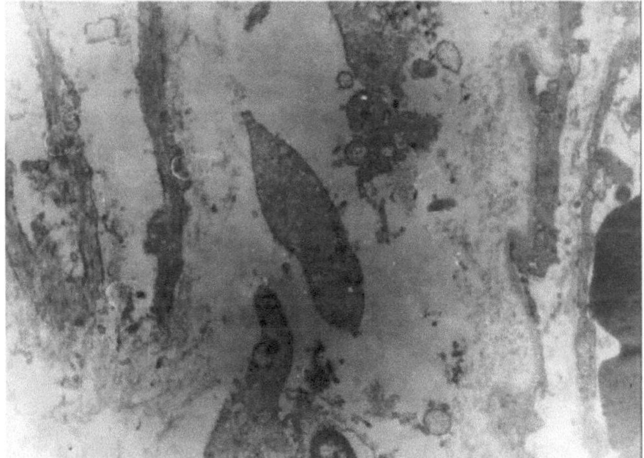

Fig. 17. Espaços, com fibroblastos dispostos nos mesmos, na parede de uma úlcera crónica.
TEM. Eq. 8000.

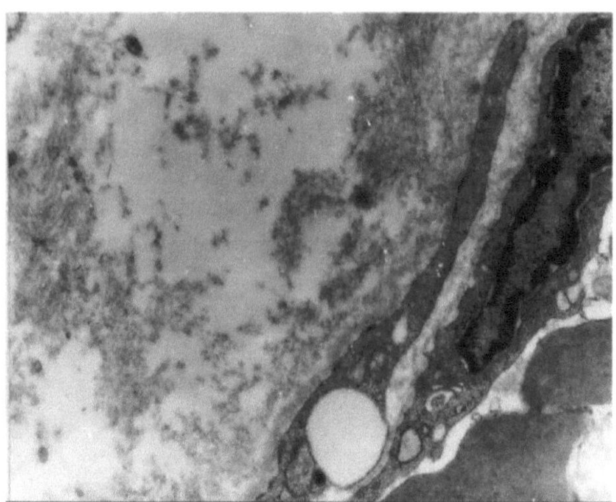

Fig. 18. Presença de espaços com fibroblastos à volta dos vasos na parede da úlcera gástrica crónica. TEM. Eq. 10000.

Assim, através da marcação do suco gástrico e de estudos morfológicos da parede das úlceras gástricas e duodenais crónicas, foi estabelecido com segurança que, nas úlceras gástricas e duodenais, há infiltração de suco gástrico através do defeito da úlcera para a espessura da parede do estômago ou do duodeno. A prova direta deste fenómeno é fornecida pela presença de micropartículas de carvão ativado nas camadas paravasal, perineural e intermuscular da parede destes órgãos, para as quais a mucosa normal constitui uma barreira intransponível. Um sinal indireto deste fenómeno pode ser a perturbação da estrutura normal da camada submucosa da parede do estômago e do duodeno em torno da úlcera crónica, que consiste no seu edema e afrouxamento (Fig. 19, 20).

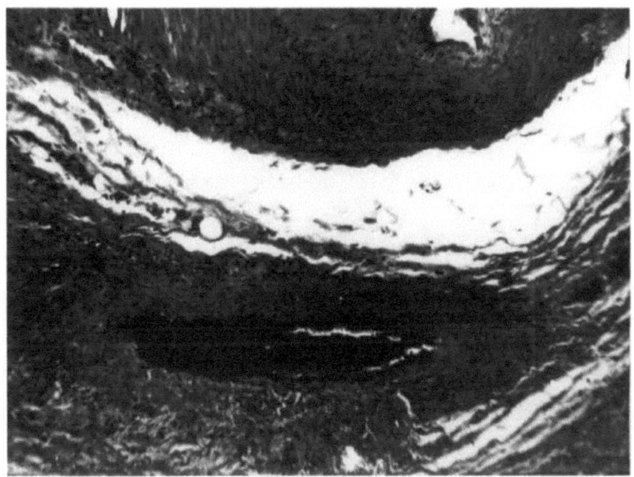

Fig. 19: Edema paravasal da parede gástrica em torno de uma úlcera crónica num doente.
CM. Oc. Hematoxilina-eoskin. Eq. 160

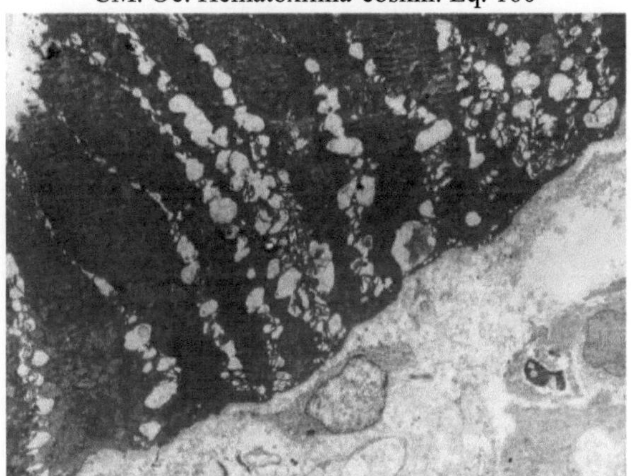

Fig. 20: Afrouxamento da camada submucosa na vizinhança de uma úlcera gástrica crónica.
TEM. Eq. 3000.

A infiltração do suco gástrico através da úlcera leva ao desenvolvimento de um infiltrado inflamatório na parede gástrica e duodenal e é responsável pelo desenvolvimento de esclerose nas áreas adjacentes à úlcera. Este facto é evidenciado pela acumulação de eosinófilos e macrófagos na vizinhança destas microcavidades (Fig. 21,22).

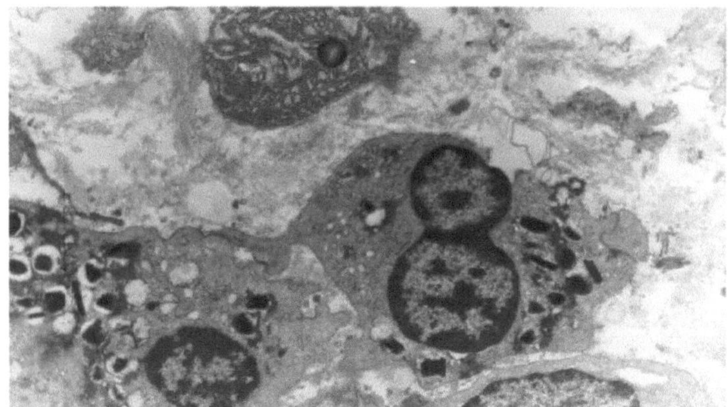

Fig. 21: Eosinófilos na parede de uma úlcera gástrica crónica. TEM. Eq. 5000.

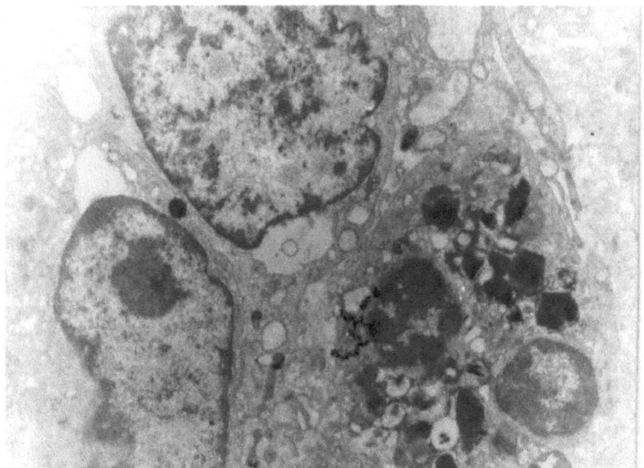

Fig. 22. Macrófago junto ao espaço da parede gástrica à volta de uma úlcera crónica. TEM.
Eq. 6000.

Assim, foi estabelecido um novo fenómeno de infiltração de suco gástrico através do defeito da úlcera na espessura da parede do estômago e do duodeno em doentes com úlcera péptica. Foi revelado que este processo ocorre não de forma difusa, mas ao longo de determinados microcanais, localizados principalmente ao longo dos vasos, troncos nervosos e camadas intermusculares, atingindo por vezes a membrana serosa do órgão.

A disseminação do suco gástrico infiltrado ao longo das camadas paravasal, perineural e intermuscular leva ao desenvolvimento de alterações escleróticas principalmente nestas estruturas e é a causa das alterações vasculares. O mesmo mecanismo parece estar subjacente ao desenvolvimento do infiltrado inflamatório em torno da úlcera crónica, à estenose do lúmen duodenal, à perigastrite, à periduodenite e à formação de aderências na parede e entre órgãos.

Os dados por nós obtidos complementam a ideia conhecida sobre a morfologia da úlcera gástrica e duodenal crónica e permitem-nos considerar a úlcera crónica não apenas como uma área de destruição da parede gástrica ou duodenal, mas como um início de numerosas passagens colectoras minúsculas (microcanais) formadas no decurso da cronificação da úlcera, através das quais se verifica uma infiltração contínua de suco gástrico, que determina o estado de "atividade" da úlcera e impede a sua cicatrização.

PERGUNTA: Está a dizer que o desenvolvimento de processos infiltrativo-escleróticos em torno de úlceras gástricas e duodenais crónicas em doentes com úlcera péptica está associado ao fenómeno de infiltração do suco gástrico através do defeito da úlcera para a espessura da parede do estômago e do duodeno, e que a sua gravidade e distribuição dependem da natureza da secreção gástrica e são diretamente proporcionais ao conteúdo de ácido clorídrico, especialmente a sua fração livre no suco gástrico filtrado? Sim, sem dúvida. Isto é confirmado por estudos experimentais em 30 ratos brancos, realizados para revelar o papel da infiltração do suco gástrico através do defeito da úlcera na ocorrência do processo inflamatório e das alterações escleróticas em torno das úlceras gástricas e duodenais crónicas. Em animais experimentais sob anestesia hexenal intraperitoneal após laparotomia, 0,5 ml de suco gástrico perfilado retirado de pacientes com úlcera péptica com secreção gástrica do tipo hipo, normo e hipersecretora (porção basal) foi injetado subseroso na parede anterior do estômago. Os animais foram abatidos com 1, 2, 3 semanas e 1, 2 meses. O exame macroscópico mostrou que, após uma semana, na zona de infiltração do suco gástrico, a membrana serosa do estômago estava baça, espessada, pelo que os ramos da artéria gástrica esquerda localizados subseroso não eram visíveis. Existem aderências soltas entre a parede anterior do estômago e a superfície inferior do fígado. Estas alterações são sobretudo pronunciadas em animais experimentais que foram infiltrados com suco gástrico de um doente com um tipo de secreção gástrica hipersecretora. Nos animais em que a infiltração da parede gástrica foi feita por suco gástrico com baixo teor de ácidos clorídricos totais e livres, as aderências estavam quase ausentes.

Apresentavam uma ligeira opacidade da membrana serosa gástrica com um ligeiro espessamento. Quando infiltrados com suco gástrico contendo valores normais de ácido total e livre e de ácido clorídrico, formaram-se aderências frouxas que não ultrapassaram a zona de infiltração. Nos períodos de observação subsequentes nos dois últimos grupos de animais, não foram encontrados desvios visíveis da norma no exame macroscópico. As alterações visuais foram observadas principalmente no primeiro grupo. Em 2 semanas, têm menos aderências na cavidade abdominal em comparação com o período de observação anterior, mas são densas. A membrana serosa da parede anterior do estômago e fora da zona de infiltração primária está espessada. Este facto é particularmente notório perto da curvatura menor. Os vasos subserosos continuam a ser mal visualizados e, nalguns locais, não são de todo visíveis. O calibre dos vasos não é igual: zonas estreitas alternam com zonas espessadas. O trajeto dos vasos é muito tortuoso. Após 3 semanas, as aderências persistem. A membrana serosa no local da infiltração e à sua volta (mais para a pequena curvatura) continua baça, coberta de aderências planas e espessada.

Os vasos não são visíveis nesta zona. Os vasos que "saem" - sob estas alterações - têm calibre desigual, são tortuosos. Um mês após a operação, a parede anterior do estômago à volta da zona de infiltração está "enrugada", com uma membrana serosa grosseira, com aderências na parede e fortemente aderida à superfície inferior do fígado. Dois meses após a infiltração, observa-se um quadro macroscópico quase semelhante, exceto que as aderências encurtaram e engrossaram. O exame morfológico por microscopia ótica revelou que, nas primeiras duas semanas de observação, foi observado um edema difuso dos tecidos na parede anterior do estômago, na zona de infiltração. Fora da zona de infiltração, o edema ocupa predominantemente as áreas paravasais. A partir da terceira semana após a operação, observam-se alterações morfológicas tanto na zona de infiltração como nas áreas adjacentes, que consistem num afrouxamento acentuado de todas as camadas da parede dos vasos, especialmente da adventícia, e no espessamento da bainha média. Verifica-se uma tortuosidade dos vasos e a presença de estase sanguínea no seu lúmen. A trombose não é invulgar. Um e dois meses após a operação, não há edema dos tecidos.

No entanto, as alterações vasculares permanecem e são idênticas às observadas na zona periulcerosa em úlceras gástricas e duodenais crónicas em doentes.

Resumindo os resultados dos estudos clínicos, experimentais e morfológicos, podemos concluir que o fator ácido-péptico do suco gástrico desempenha um papel patogénico importante não só na formação, mas também nos processos de cronificação das úlceras gastroduodenais. Uma das razões para a formação de um infiltrado "inflamatório" e de alterações cicatriciais em torno das úlceras crónicas é a infiltração de suco gástrico através do defeito da úlcera.

A disseminação predominante do suco gástrico através do glomérulo paravasal e das camadas intermusculares da parede gástrica e duodenal leva a uma lesão mais significativa destas estruturas. As alterações vasculares na zona periulcerosa são secundárias e ocorrem como resultado do impacto direto do suco gástrico infiltrado através da úlcera na sua adventícia. O desenvolvimento de processos infiltrativos e escleróticos no tecido paravasal e nas camadas intermusculares é a causa da deformação da parede do estômago e do duodeno, da estenose do lúmen deste último, da formação de aderências, tanto de parede como interorgânicas, mesmo em zonas afastadas da úlcera.

Assim, parece-me que é possível colocar um ponto sobre o "I" numa disputa de longa data entre cientistas sobre o que é primário: úlcera ou alterações vasculares e afirmar corajosamente que a úlcera é primária. Ou seja, a teoria vascular da úlcera péptica de R. Virchow é insustentável. Resta mais uma teoria - a teoria mecânica de Aschoff. Próximo ataque a ela.

QUESTÕES DE LOCALIZAÇÃO DAS
ÚLCERAS GÁSTRICAS E DUODENAIS

Porque é que a úlcera se localiza mais frequentemente no bolbo do duodeno e na pequena curvatura do estômago?

Um dos primeiros a colocar esta questão e a tentar responder-lhe foi L. Aschoff, o fundador da teoria mecânica da úlcera péptica. Aschoff - o fundador da teoria mecânica da úlcera péptica. A teoria ainda não perdeu o seu significado. E eu formei uma resposta diferente a esta questão, um pouco inconsistente com a opinião do maestro. Em primeiro lugar, permitam-me que vos familiarize mais uma vez com os dados da literatura dedicada às questões da localização das úlceras gastroduodenais. São os seguintes: As úlceras crónicas localizam-se mais frequentemente no bulbo do duodeno e na pequena curvatura do estômago. De acordo com estudos endoscópicos efectuados por M. M. Boger (1986), L. K. Sokolov (1975), W. H/Bachrach (1979), 97- 98% das úlceras duodenais localizavam-se na parte bulbosa e apenas 2-3% na parte pós-bulbar. As úlceras bulbosas localizam-se mais frequentemente na parede anterior, posterior e superior do duodeno, e muito raramente na parede inferior. Por exemplo, de acordo com estudos endoscópicos efectuados por K. Kawai et al. (1969), K. Krentz (1974), R. A.

L. Sturdevant, J. H. Walsh (1975) as úlceras localizavam-se na parede anterior do bolbo em 22,9-49,9% dos casos, na parede posterior em 15,6-23% e na parede superior em 1736%. Apenas 3,7-11% das úlceras estavam localizadas na parede inferior. As úlceras duplas com lesões na parede anterior e posterior foram 13,1-18,4 %. Estes dados são confirmados pelos estudos clínicos de L. G. Khachiev e G. L. Khachiev (1992), que descobriram que, de 715 doentes operados, 235 úlceras estavam localizadas na parede anterior, 255 doentes na parede posterior, 195 na parede superior e apenas 33 (4,6%) doentes na parede inferior do bolbo duodenal. Um local típico de localização das úlceras gástricas crónicas é a sua pequena curvatura. De acordo com estudos endoscópicos efectuados por M.

M. Boger et al. (1974), V. H. Vasilenko, A. L. Grebenev (1981) e J. Thomas et al. (1980), 63,1 a 80,5 % de todas as úlceras gástricas estavam localizadas estritamente na pequena curvatura do estômago e 5,2 a 21,6 % com desvios para a parede anterior ou posterior do estômago. A localização das úlceras na curvatura maior do estômago é rara e, segundo J. Antalik (1979), varia entre 8,1 e 10,4%. Segundo Y. V. Vasiliev (1990), as lesões ulcerativas da grande curvatura do estômago constituem muito provavelmente uma exceção à regra. De acordo com as suas observações, as "úlceras" localizadas na curvatura maior revelam-se geralmente como linfomatose ou simplesmente como um tumor canceroso. V. A. Samsonov (1975), num estudo de 666 doentes com úlceras gástricas, não encontrou em nenhum deles a localização de úlceras na grande curvatura. Quanto ao nível de lesão da pequena curvatura, tanto os dados seccionais como os endoscópicos atestam a localização predominante da úlcera crónica na zona do ângulo gástrico.

As razões para a localização predominantemente frequente de úlceras crónicas na pequena curvatura do estômago e no bulbo do duodeno têm sido objeto de debate desde a antiguidade. Até mesmo o fundador da teoria mecânica da patogénese da úlcera péptica, L. Aschoff (1912). Aschoff (1912) (Citado em Vasilenko V. H. et al., 1987) acreditava que a razão para a localização frequente de úlceras crónicas na área da pequena curvatura do estômago e na parte inicial do duodeno são as características anátomo-fisiológicas destas partes do estômago e do duodeno. De acordo com a sua teoria, a presença de pregas longitudinais e transversais da mucosa fora da pequena curvatura, cobrindo defeitos que ocorrem acidentalmente na mucosa destas áreas, cria condições favoráveis à sua cicatrização. A ausência de tais pregas na pequena curvatura do estômago e o movimento constante dos alimentos ao longo da pequena curvatura torna esta zona acessível à traumatização mecânica e à irritação química pelo conteúdo gástrico. Para além disso, tal como referido por L. Aschoff e pelo seu aluno F. Stomeyer, no estômago e no duodeno existem zonas "favoritas" para a localização de úlceras - o canto do estômago e a porta de entrada. A obstrução do movimento das massas alimentares ao longo da parte pilórica do estômago, em resultado da constrição e compressão desta parte pelo fígado (à frente e por cima) e pelo pâncreas (atrás), é a razão para a lesão frequente destas áreas pelo processo ulceroso.

A razão para a localização frequente de úlceras no bulbo do duodeno é também o abrandamento da passagem do conteúdo alimentar, causado pela compressão desta secção pelo fígado, vesícula biliar, pâncreas e coluna vertebral. O ponto fraco desta teoria é, para além do facto de explicar a ocorrência de úlceras por características anatómicas da estrutura do estômago normal, como demonstrado por estudos posteriores de I. T. Abasov e S. Radbil (1980). Segundo Radbil (1980), apenas os alimentos líquidos se deslocam ao longo da pequena curvatura, e os alimentos sólidos deslocam-se por todo o estômago. Além disso, quando a úlcera está localizada no bolbo do duodeno, ocorre uma aceleração em vez de uma desaceleração da passagem do conteúdo alimentar. Na opinião de R. Lerisch (citado por V. H. Vasilenko et al., 1987), o desenvolvimento frequente de úlceras na pequena curvatura do estômago é promovido por uma diminuição da produção de muco ou pela deterioração da sua qualidade, o que torna esta zona mais maleável à ação corrosiva do suco gástrico ácido. A causa deste tipo de perturbações foi considerada por ele como uma perturbação local da circulação sanguínea devido às peculiaridades do fornecimento de sangue à pequena curvatura do estômago. A invalidade deste conceito, baseado na vascularização "defeituosa" da pequena curvatura do estômago em resultado do carácter terminal das artérias desta zona, é comprovada pelos trabalhos de I. V. Zherdin (1957), que realizou um estudo contrastado dos vasos dos estômagos ressecados em 200 doentes com úlcera péptica.

De acordo com os estudos clássicos de M. Di et al. (1969), as úlceras estão sempre localizadas na junção das zonas secretoras e não secretoras de ácido clorídrico e pepsina das membranas mucosas do trato gastrointestinal, e sempre na zona não secretora. Se tivermos em conta o facto de a mucosa das partes antral e cardíaca do estômago, devido à natureza da estrutura das glândulas aí situadas, ser nitidamente diferente da sua base e do seu corpo. O ácido clorídrico segregado e o revestimento de pepsina e as células principais localizam-se principalmente no subsolo (L. B. Berlin et al., 1975), a causa do desenvolvimento de úlceras esofágicas (na presença de refluxo gastroesofágico), cardíacas e antrais do estômago, bem como de úlceras duodenais, como se determinou. No entanto, a localização irregular das úlceras crónicas ao longo do perímetro do anel cardíaco, da parte antral do estômago e do bulbo do duodeno permanece pouco clara. Aparentemente, R. Lerisch (Citado em S. S. Yudin, 1965), que acreditava que existem algumas condições anátomo-fisiológicas desconhecidas que são as causas da localização frequente de úlceras crónicas na pequena curvatura do estômago, que por vezes não podem ser alteradas mesmo através de intervenções cirúrgicas.

Assim, uma breve análise dos relatórios da literatura sobre a localização frequente das úlceras crónicas mostra que, embora a teoria mecânica esteja a perder fortemente terreno, não existe uma resposta definitiva a esta questão. São necessários estudos complementares para determinar essas condições anátomo-fisiológicas desconhecidas, lamentadas na sua época por R. Lerisch e S. S. Yudin.

NOVAS CIRCUNSTÂNCIAS, QUE PODEM SER AS RAZÕES PARA A LOCALIZAÇÃO FREQUENTE DE ÚLCERAS CRÓNICAS NA PEQUENA CURVATURA DO ESTÔMAGO E NO BULBO DO DUODENO.

A localização das úlceras crónicas ao longo das paredes do estômago e do duodeno foi estudada em 600 doentes operados a várias complicações da doença ulcerosa péptica. Destes, 32 doentes tinham úlcera gástrica e os restantes 568 tinham úlcera duodenal. Em todos os 32 doentes, as úlceras crónicas localizavam-se na pequena curvatura do estômago. Destes, 18 doentes apresentavam-nas no terço inferior (ângulo gástrico), 7 doentes no terço médio, 5 doentes no terço superior e 2 doentes na região sub-cardíaca do estômago. Na maioria dos 568 doentes observados com úlceras duodenais, as úlceras localizavam-se na parede superior ou nas paredes ântero-superior e póstero-superior do bolbo duodenal. Apenas em 15 doentes (2,6%) a parede inferior do intestino foi afetada isoladamente.

A procura de condições anátomo-fisiológicas desconhecidas que pudessem ser a causa da localização frequente da úlcera crónica na pequena curvatura do estômago e no bolbo do duodeno levou à descoberta das seguintes características da estrutura do relevo da mucosa gástrica e da liquorreia pré-estenal em doentes com úlcera péptica do estômago e do duodeno.

Em primeiro lugar, permitam-me partilhar os dados da literatura que chamaram a minha atenção e determinaram a direção da pesquisa. **É hoje geralmente** reconhecido que as lesões ulcerativas ocorrem principalmente em caso de desfasamento entre os factores de agressão ácido-péptica do suco gástrico e as capacidades de proteção da mucosa gástrica e duodenal. Se o principal mecanismo fisiopatológico da ulceração duodenal é a hipersecreção de ácido clorídrico, a diminuição da resistência da mucosa gástrica desempenha um papel adicional na origem das úlceras gástricas. Esta diminuição é causada pelo desenvolvimento de gastrite atrófica crónica e pela expansão "antracardial" da mesma, principalmente na pequena curvatura do estômago, o que pode levar à vulnerabilidade desta zona e à sua lesão frequente com processo ulceroso. No entanto, não é claro porque é que o avanço da fronteira do processo atrófico da mucosa para a parte fundal do estômago tem um efeito favorável no curso da úlcera gástrica crónica. Yu.A.Pokrotniek et al. (1983), em doentes com úlceras gástricas de longa duração, sem esfregar, encontraram uma mucosa inalterada na região do fundo do estômago.

Alterações atróficas mais profundas na mucosa desta zona, reduzindo a acidez, contribuíram para a remissão persistente da doença e para a recuperação total. Tudo isto sugere que o papel principal no desenvolvimento de úlceras gástricas crónicas ao longo da pequena curvatura é desempenhado pelo suco gástrico produzido pelas glândulas localizadas na parte inferior e proximal do corpo do estômago, que concentram a maior parte do suco gástrico principal e do revestimento células produtoras de pepsina e de ácido clorídrico. **Mas que relação pode existir entre a localização frequente de úlceras crónicas na pequena curvatura do estômago e na parede superior do bulbo duodenal e as zonas funcionalmente activas da mucosa gástrica?** Talvez a estrutura das pregas mucosas destas secções não seja tão caótica, como é habitualmente considerada, mas tenha certas regularidades, por exemplo, sob a forma de um "labirinto", com acesso à "via alimentar" em determinadas zonas? Talvez seja por isso que, nestas zonas, o tempo de contacto do suco gástrico agressivo com a mucosa gástrica é mais longo do que noutros locais, o que cria condições para a formação de erosão, que se transforma primeiro numa úlcera aguda e depois numa úlcera crónica. Para determinar a validade das minhas suposições, efectuei os seguintes estudos.

Para determinar as possíveis características do relevo da mucosa gástrica e os padrões da liquorreia pré-estenal, foram efectuados estudos em 20 materiais de autópsia e em 100 doentes com úlcera péptica do estômago e do duodeno. O estômago na autópsia e a parte ressecada do estômago nos doentes foram dissecados ao longo da grande curvatura e espalhados com o lado mucoso para cima sobre uma superfície lisa de vidro húmido. A parede gástrica não aderente à superfície de vidro assumiu a sua posição fisiológica. Após inspeção visual da mucosa gástrica e descrição do relevo das suas pregas, a tinta foi aplicada na região fúndica e na parte proximal do corpo do estômago por pulverização de um pulverizador e a distribuição do corante na mucosa gástrica foi estudada. Permitam-me que partilhe os resultados obtidos com estes estudos. Num exame atento, as pregas da mucosa gástrica estão dispostas numa determinada ordem.

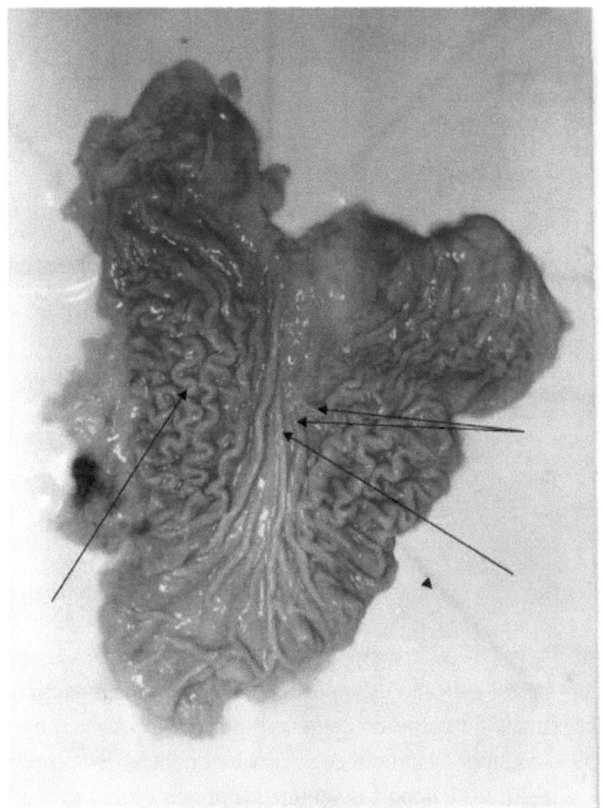

Fig.23. Relevo da mucosa gástrica. Material de autópsia.

Ao estudar o relevo da mucosa gástrica em cadáveres, foram revelados 3 tipos de pregas mucosas permanentes (Fig.23).

1. Dobras ou sulcos longitudinais. Na maioria dos casos em número de três. Passam na pequena curvatura de ambos os lados de duas elevações longitudinais e estendem-se desde a subcárdia até às paredes ântero-superior e póstero-superior do bolbo do duodeno.

2. Dobras-barbas em forma de "labirinto". Dobras longitudinais-transversais segundo L. Aschoff. As pregas mais numerosas, "aleatoriamente caóticas", situam-se na parte inferior e proximal do corpo do estômago, em ambas as paredes e na curvatura maior.

3. Dobras de barba sob a forma de "coleccionadores". Em número de um a três. Ligam grupos de dobras labirínticas com dobras longitudinais de pequena curvatura.

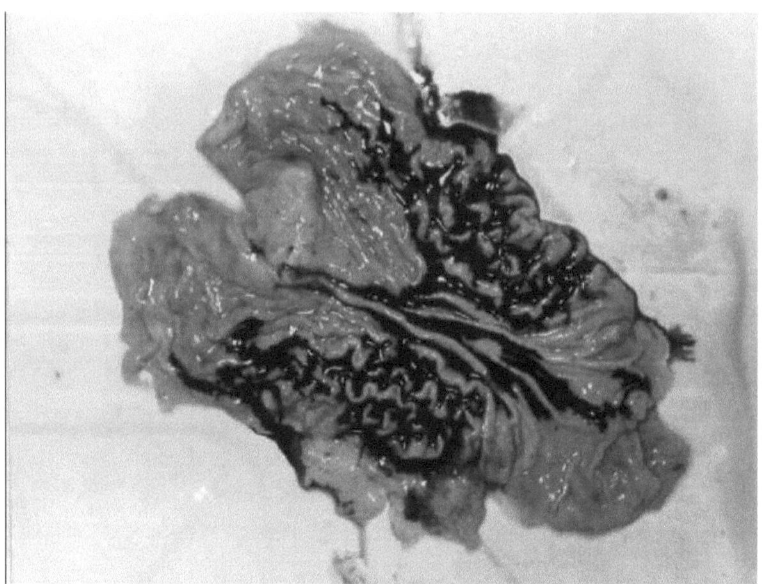

Fig.24. Vestígio de corante nas pregas da mucosa gástrica (material de autópsia).

Quando o corante foi aplicado na superfície da membrana mucosa do fundo e das partes proximais do corpo do estômago por pulverização, observou-se o seguinte. O corante acumulou-se gradualmente em pregas-barbas semelhantes a labirintos e depois desceu pelas pregas colectoras em direção à pequena curvatura. A "saída" para as pregas longitudinais foi efectuada na zona da subcárdia (a partir do fundo), no terço superior e inferior (ângulo gástrico) da pequena curvatura do estômago (a partir do corpo). Além disso, o corante fluiu ao longo das pregas longitudinais em direção ao bolbo duodenal e corou mais frequentemente a sua parede anterior-superior ou posterior-superior (Fig. 24).

A secção pilórica do estômago não apresentava pregas mucosas pronunciadas.

Ao estudar o alívio da mucosa e da liquorreia pré-estenal com as preparações retiradas do estômago para as úlceras gástricas e duodenais crónicas, foram reveladas as seguintes particularidades

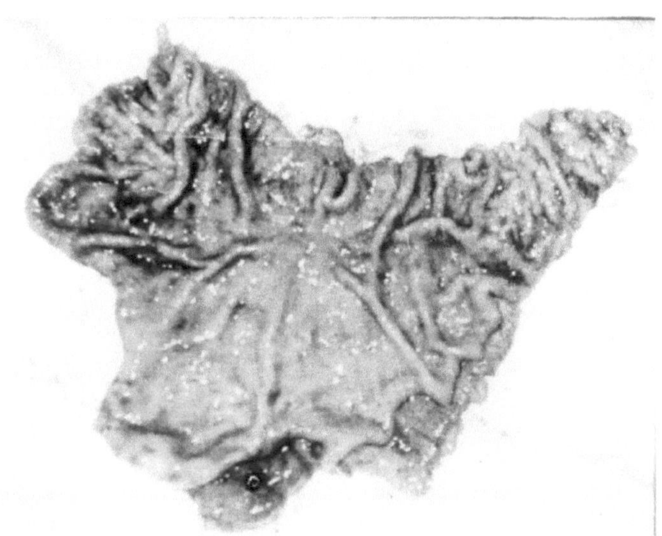

Fig.25. As pregas da mucosa da parte ressecada do estômago.

1. As pregas longitudinais da pequena curvatura, as pregas em coletor e parte das pregas labirínticas eram visíveis nos dois terços removidos do estômago. Em doentes jovens com úlcera duodenal, as pregas da mucosa eram pronunciadas e o seu relevo era claro (Fig. 25).

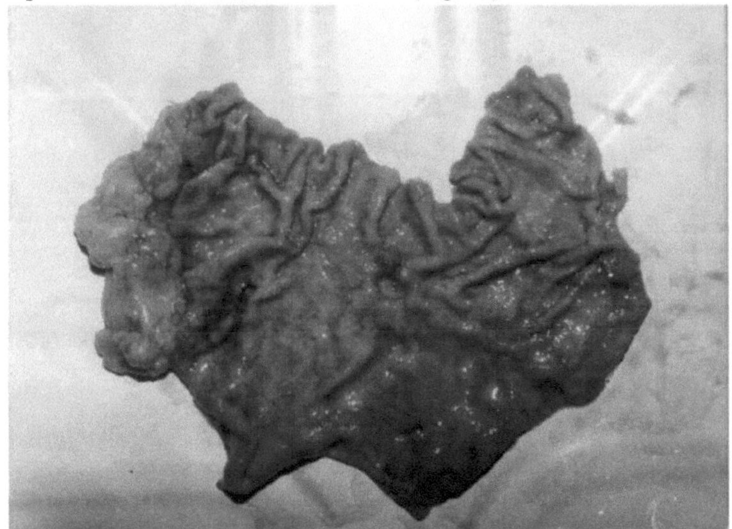

Fig. 26: Parte do estômago removida com úlcera.

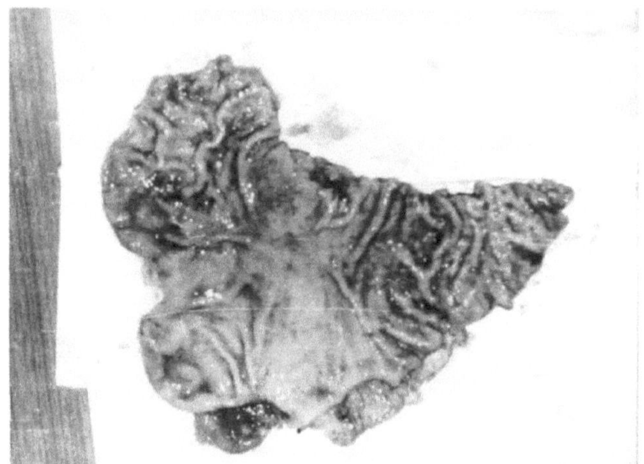

Fig. 27. Mucosa da parte ressecada do estômago num doente com úlcera duodenal.

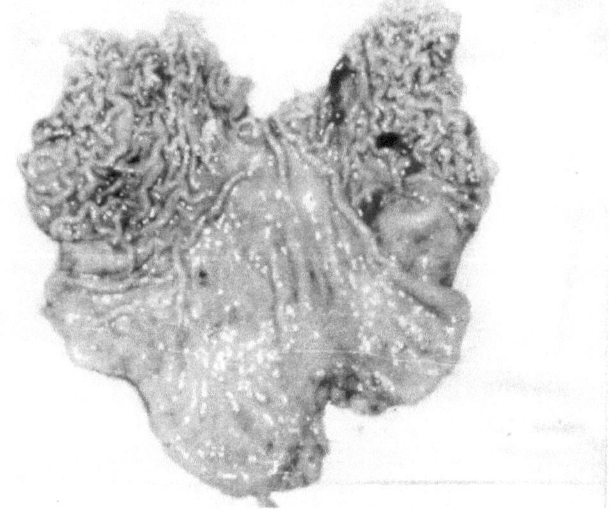

Fig.28. Mucosa da parte ressecada do estômago num doente com úlcera duodenal.

Nos doentes idosos e nos doentes com úlceras gástricas, a mucosa gástrica estava relativamente atrofiada, o que se expressava no alisamento das suas pregas (Fig. 26).

2. Na maioria dos doentes (86 doentes), dentro da parte removida do estômago, as pregas colectoras "saíram" na pequena curvatura na área do ângulo gástrico por um único canal do lado da parede anterior ou posterior, raramente de ambos os lados ao mesmo tempo (Fig. 27).

Em apenas 14 doentes, as pregas colectoras não se ligaram às pregas longitudinais dentro da preparação (Fig. 28).

3. A tinta aplicada na área com pregas labirínticas desceu pelas pregas colectoras em direção à pequena curvatura e, em seguida, ao longo das pregas longitudinais até ao bolbo do duodeno, ao longo da sua parede superior (Fig. 29).

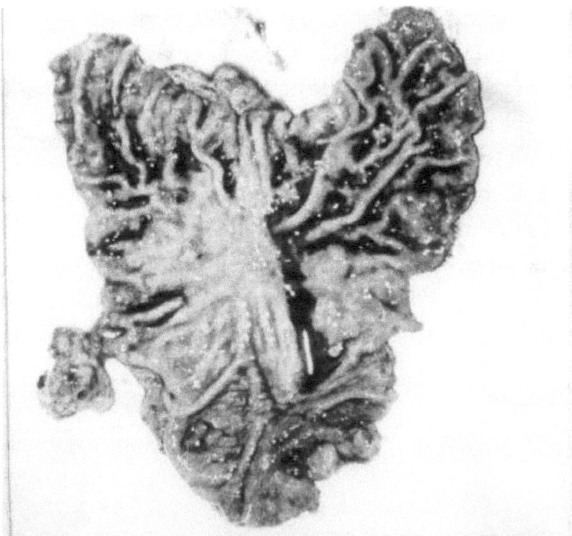

Fig. 29. Fluxo de corante ao longo da mucosa da parte ressecada do estômago num doente com úlcera duodenal.

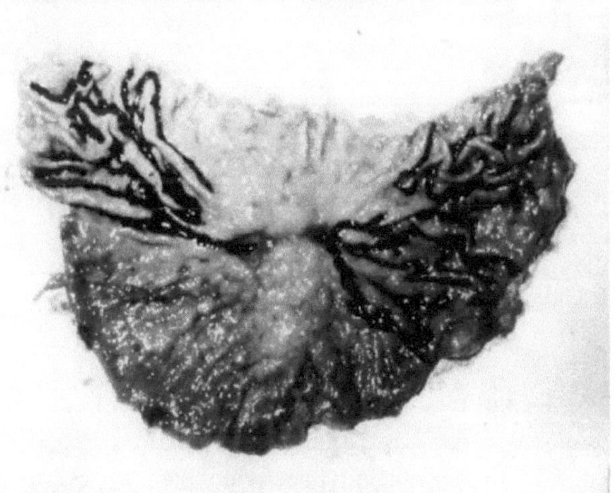

Fig. 30. Mucosa da parte ressecada do estômago com duas úlceras. Fase de

penetração do corante ao longo das pregas colectoras até à cratera das úlceras crónicas.

4. Nos doentes com úlcera gástrica, o corante foi diretamente para a cratera da úlcera através das pregas colectoras. Neste caso, o lado da saída da prega coletora coincidia com a localização da úlcera na pequena curvatura e com o grau do seu desvio em relação ao eixo longitudinal do estômago (Fig. 26). No caso da saída das pregas colectoras na pequena curvatura em ambos os lados, observam-se úlceras crónicas na área do canto do estômago, tanto na parede anterior como na parede posterior do estômago. As úlceras estão ligadas por uma ulceração linear superficial estreita (Fig. 30).

Para estudar o relevo da mucosa e a distribuição do contraste em doentes com úlcera gástrica e duodenal, propusemos um método especial de estudos radiológicos. Em primeiro lugar, para aumentar a viscosidade da suspensão de bário, foi-lhe adicionado glúten de madeira natural, proposto por M. N. Rizaev e A. N. Oster (1987). Em segundo lugar, os pacientes tomaram o contraste (gummibar) deitados de costas. O agente de contraste foi acumulado no fundo do estômago (Fig. 31).

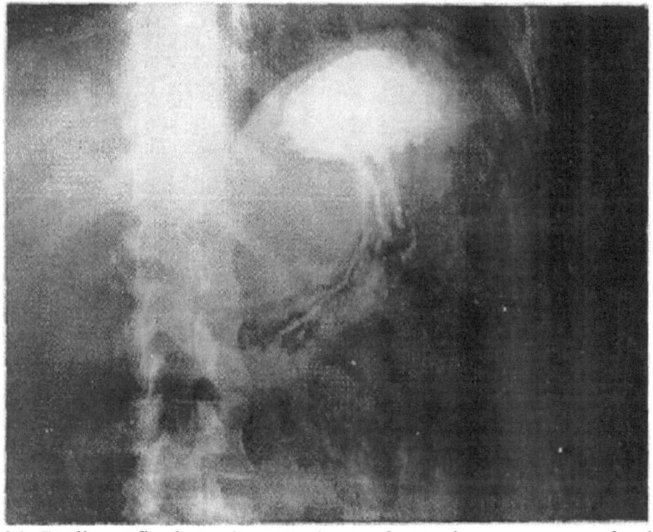

Fig. 31. Radiografia do estômago. Acumulação de contraste no fundo do estômago.

De seguida, os doentes foram virados para o lado esquerdo. Nesta posição, o contraste espalhou-se para as partes proximais do corpo do estômago. Quando o doente foi lentamente transferido para a posição vertical, o contraste fluiu para a pequena curvatura ao longo de ambas as paredes do estômago. Da parte fundal da mucosa, o contraste fluiu para a pequena curvatura na área da subcárdia e das partes proximais do corpo do estômago para o terço médio e o ângulo do estômago. Além disso, o contraste fluiu ao longo das pregas longitudinais da pequena curvatura e entrou no bolbo duodenal ao longo da parede anterior-superior ou posterior-superior diretamente na cratera da úlcera (Fig. 32).

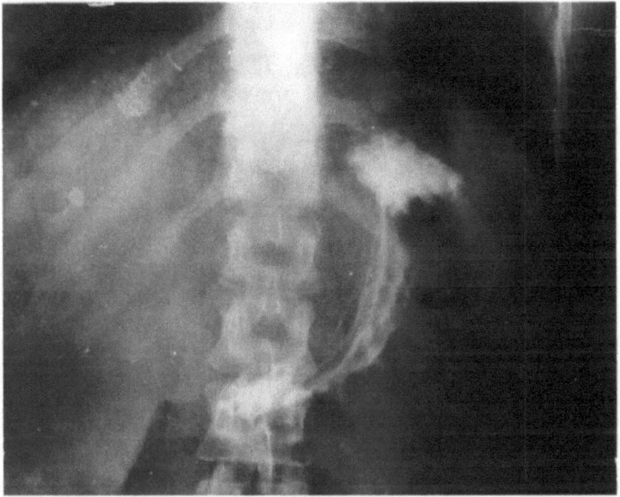

Fig. 32. Radiografia do estômago. Fluxo de contraste de parede a parede.

Isto foi observado na maioria dos doentes com úlcera péptica sem cicatrização do estômago e estenose da sua saída. Nos doentes com estenose piloroduodenal de grau II-III e com mucosa lisa devido a gastroectasia e gastrite atrófica, o contraste fluía rapidamente da pequena curvatura para a grande curvatura, o que impedia o estudo do seu fluxo de parede a parede. Nos doentes com úlcera gástrica, o contraste proveniente destas áreas fluía ao longo da parede anterior ou posterior do estômago até à cratera da úlcera. Tal imagem pode ser observada num curto período de tempo apenas no início do estudo, porque depois de tomar porções subsequentes de contraste, o estômago está bem cheio e a dobragem da mucosa é desfocada.

Assim, os estudos demonstraram que o relevo da mucosa gástrica está subordinado a determinadas regularidades anátomo-funcionais, devido às quais o suco gástrico rico em ácido clorídrico e pepsina do fundo e das partes proximais do corpo do estômago flui ao longo das pregas colectoras situadas na parede anterior ou posterior para a pequena curvatura na zona do ângulo e do terço médio do corpo do estômago, raramente na parte subcardinal do estômago. Além disso, ao longo das pregas longitudinais da pequena curvatura, cai, regra geral, na parede anterior-superior ou posterior-superior do bolbo do duodeno. As características descobertas da estrutura das pregas da mucosa gástrica e as regularidades do fluxo do suco gástrico de parede a parede podem explicar a localização frequente de úlceras crónicas na pequena curvatura do estômago e no semicírculo superior da parede do bolbo do duodeno, uma vez que estas áreas estão constante e principalmente expostas à ação do suco gástrico proveniente das zonas funcionalmente mais "activas" da mucosa gástrica. Imagine a seguinte imagem. Na fase inicial da doença ulcerosa péptica, após uma breve mas violenta chuva ácida, numerosas erosões cobriram a parte antral do estômago e a parte inicial do duodeno. Além disso, depois de a tempestade ácido-péptica primária ter diminuído, a maré sobe, a inundação desaparece, deixando para trás a superfície ulcerada da mucosa dos departamentos mencionados. Mas a secreção gástrica não cessa. Diminui e o suco gástrico flui agora apenas ao longo do canal - coletor e sulcos longitudinais. As erosões que se encontram no seu trajeto (o canto do estômago na pequena curvatura, o semicírculo superior do bolbo do duodeno) durante um período de tempo mais longo são sujeitas à ação corrosiva do ácido clorídrico e da pepsina, transformando-se assim em úlceras agudas. Isto acontece num período de tempo muito curto - apenas uma semana. E após dois meses (período de maturação do tecido fibroso) forma-se uma úlcera crónica com alterações patomorfológicas características na zona periulcerosa.

Assim, a teoria mecânica de Aschoff perdeu o seu significado. De qualquer forma, o termo "mecânica" não corresponde à realidade. A lesão frequente da pequena curvatura do estômago e do bulbo do duodeno pelo processo ulcerativo não se deve a uma traumatização mecânica ou a uma irrigação sanguínea especial desta zona, mas é causada pelas peculiaridades da estrutura do relevo da mucosa gástrica, pelas regularidades do fluxo de parede do suco gástrico nos seres humanos.

Assim, nenhuma das teorias da úlcera péptica enumeradas nas nossas conversas iniciais convosco pretende ser universal. Algumas delas, na melhor das hipóteses, explicam um pequeno elo da cadeia patogénica desta doença, estudada por muitas gerações de cientistas de diferentes direcções: clínicos e experimentadores, gastroenterologistas e endocrinologistas, patologistas e fisiopatologistas de quase todos os países do mundo, cuja população sofre desta doença. E só graças aos estudos fundamentais de muitos deles é que nasceu para mim a ideia da teoria trófica, com a ajuda da qual é possível explicar total e completamente toda a etiopatogénese da úlcera péptica, do princípio ao fim.

Questão: Qual é a sua definição de úlcera péptica? A úlcera péptica é uma das doenças mais comuns dos órgãos digestivos. Trata-se de uma doença comum, crónica, cíclica e recorrente. A sua ocorrência é determinada por uma perturbação combinada dos mecanismos nervosos e hormonais que regulam a atividade funcional (secretora e motora) do sistema gastro-duodenal, que é acompanhada por uma violação da relação entre a atividade do fator ácido-péptico e as capacidades de proteção das membranas mucosas com a formação de úlcera péptica no estômago **ou no duodeno. Nesta definição algo vaga, S. M. Ryss e E. C. Ryss (1968)** sublinham aspectos muito importantes e característicos da doença, como o curso crónico recorrente, as perturbações dos mecanismos nervosos e hormonais, a atividade do fator ácido-péptico e a unidade da úlcera gástrica e duodenal. De acordo com M. J. Grossman (1979), a úlcera péptica é um grupo de doenças heterogéneas que têm uma manifestação comum - um defeito da membrana mucosa, e dois grupos principais - úlcera péptica do estômago e do duodeno, que necessitam de uma subdivisão mais aprofundada. De acordo com esta divisão, a úlcera péptica não é uma unidade nosológica separada, pelo que não existe uma patogénese única. Daí, provavelmente, a divisão da doença da úlcera péptica em úlceras de stress, medicamentosas, sintomáticas, juvenis e outros tipos de úlceras. Mesmo as úlceras gástricas e duodenais, segundo alguns autores, têm mecanismos de desenvolvimento diferentes. Atualmente, a maioria das definições do conceito de úlcera péptica reduz-se ao seguinte denominador Úlcera péptica do estômago e duodeno - um processo patológico complexo, que se baseia na resposta inflamatória do corpo com a formação de danos locais à mucosa das partes superiores do trato gastrointestinal, como resposta à violação do equilíbrio endógeno de fatores locais "protetores" e "agressivos". Mas, todas estas definições não indicam a essência da doença, que é o elo principal de uma patogénese única para todas as "formas" e "manifestações" da úlcera péptica, unindo-as sob a égide de uma única unidade nosológica. De acordo com a teoria trófica por mim proposta, o elo patogénico nodal da úlcera péptica é a inanição dos tecidos que surge no corpo sob a influência de várias causas. Tendo em conta esta posição, proponho a seguinte definição do conceito de doença: A úlcera péptica é **um processo patológico complexo sob a forma de uma reação inadequada do organismo humano, especialmente do seu sistema digestivo, em resposta à inanição de tecidos, que surge como resultado da tensão do sistema endócrino ou da falta de nutrição externa, acompanhada de ulceração do estômago e da parte inicial do duodeno.**
Pergunta: Porquê uma reação inadequada? Para responder a esta

pergunta, comecemos por definir o que deve ser uma reação adequada. Um organismo vivo reage a qualquer mudança no ambiente externo. Normalmente, há uma adaptação do organismo às condições do ambiente. Por exemplo, à falta de comida no inverno, o organismo urso adapta-se através da hibernação. Essa é uma reação adequada. E o organismo da maioria das pessoas, ao adoecer posteriormente, responde à fome reforçando o trabalho do seu sistema digestivo - as suas funções secretoras e motoras-evacuatórias. Trata-se de uma reação inadequada, que conduz não a uma adaptação do organismo às alterações das condições ambientais, mas a uma desadaptação, em resultado da qual se desenvolve a doença.

P: Disse que o corpo da maioria das pessoas responde de forma inadequada à fome. A minoria reage de forma diferente? Eu disse uma vez que o tubo digestivo a partir do estômago me parece um grande verme, portanto não sujeito à nossa vontade. E nós somos a maioria. A minoria são os iogues e representantes equivalentes de várias escolas filosóficas, habituados a um modo de vida ascético. É claro que a maioria jovem, sem formação (ou seja, sem treino desportivo), por vezes viola ela própria o regime de alimentação, trabalho e descanso. Isto é exigido pelo seu dever para com a família, a sociedade e a pátria. É necessário trabalhar e ganhar dinheiro, sustentar a família, criar os filhos, estudar, passar nos exames, bater recordes, eliminar as consequências das catástrofes naturais, defender a Pátria. Tudo isto recai sobre os ombros dos jovens que não podem nem devem moderar os seus sentimentos e a sua poeira em situações de stress.

CLASSIFICAÇÃO DAS ÚLCERAS GÁSTRICAS E DUODENAIS

Foram propostas muitas classificações das úlceras gastro-duodenais (Johnson, 1965; S.M Ryss e E.S Ryss, 1968; G.I. Dorofeev, V.M. Uspensky, 1984; A.A. Shalimov e V.F. Saenko, 1987, etc.). Estas classificações baseiam-se mais frequentemente nas características individuais destas úlceras - localização, tamanho, estado da mucosa gástrica, nível de acidez do suco gástrico, complicações das úlceras. A lista está constantemente a ser actualizada. Porque, se admitirmos honestamente, não existe atualmente uma classificação universalmente aceite da doença da úlcera péptica. Perguntarão porquê? Gostaria de responder a esta pergunta com as palavras de S. M. Ryss e E. C. Ryss. Ao proporem a sua classificação clínica da úlcera péptica, já em 1968, escreveram "Ao construir uma classificação da doença da úlcera péptica, seria necessário baseá-la em três princípios: etiológico, patogénico e clínico. No entanto, o nível de conhecimentos modernos sobre a etiologia e a patogénese da úlcera péptica, a variedade de factores que a causam e a falta de unidade de pontos de vista sobre a origem desta doença tornam prematuro propor uma classificação "ideal". Mas já se passaram 40 anos desde que estas palavras foram escritas. Durante este período, foi acumulada uma enorme quantidade de factos científicos sobre a etiologia, a patogénese, o diagnóstico e a clínica da úlcera péptica, o que permitiu unir diferentes pontos de vista sobre a solução deste velho problema. A classificação deve ser justificada do ponto de vista etiopatogénico, simples e conveniente para a aplicação clínica. Tendo em conta estes requisitos, de acordo com a teoria trófica proposta para a formação da úlcera, aderindo à posição unitária sobre a essência da doença, proponho a seguinte classificação da úlcera gástrica e da úlcera do cólon 12-p.

ÚLCERA PÉPTICA DO ESTÔMAGO E DO DUODENO

1. Gastroduodenite aguda (catarral, erosiva).
2. Úlcera duodenal aguda (bolbo, secção descendente, estomas pilóricos; primária, recorrente; única, múltipla).
3. Úlcera duodenal crónica (bulbosa, descendente, estoma pilórico; primária, recorrente; única, múltipla; exacerbação ou remissão).
4. Úlcera gástrica aguda (secção pilórica, ângulo, terço inferior, terço médio, terço superior do corpo); primária, recorrente; única, múltipla; fases aguda ou de remissão. terço inferior, terço médio, terço superior do corpo do estômago; na pequena curvatura; parede anterior, posterior; cardíaca, primária, recorrente).
5. Úlcera gástrica crónica (única, múltipla, analógica, localização; primária,

recorrente). Localização; primária, recorrente; fases de exacerbação ou remissão).

6. Úlcera aguda ou crónica de gastroduodenoanastomose, gastroentero-anastomose.

7. Úlcera aguda ou crónica do intestino delgado (condução, alça de desvio). Complicações: hemorragia, perfuração, penetração, estenose.

Comentário sobre a classificação: A principal caraterística desta classificação é o reconhecimento desta patologia como uma doença de todo o organismo e não como uma síndrome ou processo local - úlcera péptica. Também não devem ser utilizados os termos "úlcera péptica" ou "úlcera duodenal". A sua utilização em separado significa que estamos a lidar com duas doenças. Em qualquer localização da úlcera, é mais correto escrever "úlcera péptica do estômago e do duodeno". De seguida, é necessário especificar os sinais particulares da doença. A gastroduodenite aguda é estabelecida com base nos seguintes sinais: identificação de causas etiológicas específicas a partir da anamnese, presença de um quadro clínico caraterístico da doença da úlcera péptica, aumento da função secretora do estômago no estudo do suco gástrico, aumento da função motora-evacuatória do estômago e do duodeno em estudos radiológicos, presença de alterações catarrais ou erosivas na mucosa da parte antral do estômago e do bolbo do cólon 12-p. na gastroduodenofibroscopia. Para estabelecer o diagnóstico: úlcera duodenal aguda, é obrigatória a deteção de sintomas indirectos ou directos para esta localização da úlcera em estudos radiológicos (aumento da função evacuatória motora do estômago e do intestino 12-p., presença de nicho de úlcera) e, evidentemente, a deteção da cratera da úlcera e dos seus satélites na endoscopia. Se os sintomas característicos da doença da úlcera péptica forem observados no doente pela primeira vez e não houver alterações cicatriciais nas áreas endémicas à endoscopia, a úlcera aguda é considerada primária. Se forem encontradas cicatrizes características pós-úlcera em doentes com uma história "gastrítica" caraterística, é feito o diagnóstico de úlcera aguda recorrente. A úlcera de gastroduodenoanastomose é observada após a operação de ressecção gástrica de acordo com Bilroth-1. Uma úlcera aguda ou crónica que ocorra no duodeno após uma ressecção gástrica por úlcera duodenal é considerada recorrente. A natureza primária e secundária da úlcera do intestino delgado após a ressecção gástrica de Bilroth-2 também é determinada pela presença ou ausência de cicatrizes pós-úlcera. Entre as complicações da úlcera péptica, não incluímos o cancro gástrico. Porque, em primeiro lugar, não ocorre na localização duodenal da úlcera. Em segundo lugar, o cancro gástrico ocorre sem úlcera. Em terceiro lugar, a úlcera péptica é um precursor do cancro, não uma causa. Considero a etiopatogénese da úlcera péptica e do cancro gástrico muito semelhante. O funcionamento tenso das células do aparelho glandular da mucosa gástrica leva à exaustão funcional e à morte excessiva das mesmas. Segue-se a tensão dos processos regenerativos destinados a aumentar o número de células epiteliais com baixo potencial de secreção. Assim, o aparecimento de um tumor canceroso a partir de células funcionalmente inferiores do aparelho glandular da mucosa gástrica, no contexto de uma "gastrite" atrófica hipo ou anacídica, é uma triste conclusão da reação "adaptação-adaptativa" do organismo à inanição tecidular que nele se instalou durante um período de tempo excessivamente longo, causada principalmente pela ação combinada de factores etiológicos de todos os grupos. A classificação proposta dá-nos uma base para formular o diagnóstico nas seguintes variantes:

1-variante. ÚLCERA PÉPTICA DO ESTÔMAGO E DO CÓLON 12-P. ÚLCERA PRIMÁRIA AGUDA DA PAREDE ANTERIOR-SUPERIOR DO BULBO DO INTESTINO 12-P.

2 variantes. ÚLCERA GÁSTRICA E DO CÓLON 12-P. ÚLCERA CRÓNICA DO ÂNGULO GÁSTRICO AO LONGO DA PEQUENA CURVATURA.

3-variante. ÚLCERA PÉPTICA DO ESTÔMAGO E 12-INTESTINO. CONDIÇÃO APÓS RESSECÇÃO GÁSTRICA BILROTH-1. ÚLCERA AGUDA RECORRENTE DE GASTRODUODENOANASTAMOSIS.

4-variante. ÚLCERA PÉPTICA DO ESTÔMAGO E 12-P. COLON. ÚLCERA PÉPTICA. ÚLCERA CRÓNICA RECORRENTE E RECORRENTE DA PAREDE ANTERIOR DO BULBO DO CÓLON 12-PT. ÚLCERA DA PAREDE ANTERIOR DO BULBO DO INTESTINO 12P. INTESTINO NA FASE DE EXACERBAÇÃO. CICATRIZ PÓS-ULCEROSA DA PAREDE POSTERIOR DO BULBO DO 12° ESTÔMAGO. CÓLON. ESTENOSE CICATRICIAL-ULCEROSA DO BULBO DO INTESTINO 12-P. COLON. BOWEL.

Questão: A úlcera cicatrizou e deixou para trás uma cicatriz rugosa que estreita o lúmen do duodeno. Qual seria a formulação do diagnóstico? O diagnóstico será efectuado de acordo com a seguinte formulação: Doença Ulcerosa do GI e 12-P. DO INTESTINO. FASE DE REMISSÃO. ESTENOSE CICATRICIAL DO BOLBO DA 12-P. GUT.

Questão: E se a cicatriz for lisa e não estreitar o lúmen do intestino?
Gostava de poder escrever a palavra "saudável". Em termos práticos, é-o. De facto, a coluna da história clínica "resultado do tratamento" está preenchida com a palavra "recuperação". Mas o diagnóstico: "Úlcera péptica do

estômago e do duodeno em remissão" deve ser retirado pelo menos um ano depois de ter passado calmamente as estações habituais de exacerbação do doente.

Questão: Por que razão, em caso de localização duodenal de uma úlcera, é necessário escrever úlcera péptica do estômago e do cólon 12-p. e não úlcera péptica do cólon 12-p.? Porque, embora a úlcera esteja localizada no cólon 12-p., a personagem principal é o estômago. Como resultado da hiperfunção gástrica, o cólon 12p. sofre e as principais acções terapêuticas são dirigidas à supressão da produção de ácido clorídrico pelo estômago e à sua neutralização.

SIGNIFICADO PRÁTICO DA NOVA TEORIA DA
ÚLCERA GÁSTRICA E DUODENAL

A teoria em si, mesmo que não tenha importância prática direta, ao revelar o mecanismo de inter-relação de vários fenómenos da natureza, expande o círculo de conhecimento do investigador sobre as regularidades do mundo circundante. A teoria trófica da úlcera péptica altera a nossa compreensão desta doença. Tornou-se claro que a úlcera péptica do estômago e do duodeno não é uma síndrome e não é uma doença local - e uma unidade nosológica separada, que tem as suas próprias causas, uma patogénese única, fases características de desenvolvimento e regularidades de curso. Quanto à sua utilidade prática, vamos procurá-la em conjunto. Primeiro, vamos determinar o que dá essa teoria para a completude do diagnóstico. Naturalmente, os pacientes com úlcera péptica são examinados de acordo com o esquema que nos é oferecido pela propedêutica das doenças internas. Mas que acréscimos haverá neste plano? Conhecendo os três grupos de factores etiológicos, é necessário identificar qual a combinação dos mesmos que ocorre em cada doente em particular. Antes de mais, é necessário compreender o que está na mesa de jantar do doente. Determinar a composição dos alimentos, a sua qualidade, polivalência, valor energético. Descobrir a presença de situações de stress e avaliar o seu grau. O estudo da função secretora do estômago, a motilidade do trato gastrointestinal não é parte destacada do exame. Mas não faz mal saber a quantidade de saliva durante um determinado período de tempo e a intensidade da sua secreção com o estômago vazio em diferentes situações da vida. É necessário não só estudar o estado do coração, dos pulmões, do fígado, como exige a ordem do exame clínico, mas também, com paixão, estudar a hemodinâmica central, pelo menos a pressão venosa central. É necessário procurar sinais de hipertensão portal. Nos estudos radiológicos deve prestar-se atenção ao estado da função de evacuação motora não só do estômago e do duodeno, mas de todo o trato gastrointestinal. É necessário um cuidado especial para analisar as fezes de pacientes com úlcera péptica. É claro que isto é um grande luxo, mas é necessária uma análise bioquímica quantitativa das fezes com determinação do conteúdo de proteínas, gorduras e enzimas intestinais. O passo seguinte é determinar a quantidade de energia diária gasta pelo doente em quilocalorias. Obrigatório no exame de pacientes com úlcera péptica é o estudo do fundo hormonal, o nível do metabolismo básico, o estado do equilíbrio de nitrogénio, a absorção dos principais ingredientes dos alimentos do intestino.

Será interessante conhecer o nível de açúcar no sangue e a natureza da curva glicémica. Nos doentes idosos, faz sentido estudar a aorta abdominal e as artérias mesentéricas, pelo menos com Doppler. Penso que os dados obtidos como resultado destas investigações adicionais irão alargar muito o leque de informações sobre o doente, criadas pelo exame clínico de âmbito geralmente aceite.

Questão: Quais seriam as alterações e adições ao tratamento da úlcera péptica na perspetiva da teoria trófica? A composição dos factores etiológicos acima referida e a essência da doença recentemente revelada exigem a revisão de alguns princípios do tratamento da úlcera péptica. O tratamento deve ser efectuado em condições hospitalares. Em casos não complicados, os doentes são hospitalizados em departamentos terapêuticos de perfil gastroenterológico. Nos primeiros 2-3 dias de repouso no leito, é indicado o repouso físico completo, o que contribui para a redução do gasto energético. Se houver uma situação de stress complexa com "danos" na psique do doente, o processo de tratamento deve incluir elementos de psicanálise e psicoterapia, de preferência com a participação de um psiconeurologista. Os sedativos prescritos nestas situações são componentes da terapia etiopatogénica. Com a prevalência de humor melancólico no doente, recomenda-se a prescrição de vários procedimentos e medicamentos do plano psiconeurológico. A terapia do sono não é de somenos importância.

O principal consultor do gastroenterologista no tratamento de doentes com úlcera péptica deve ser um nutricionista. A ingestão de alimentos nos primeiros dias deve ser controlada pelo médico assistente. Os alimentos devem estar à temperatura ambiente, ter uma consistência macia, ser ricos em proteínas e, acima de tudo, calóricos. Outro requisito obrigatório para a alimentação é que esta tenha boas propriedades tampão. É importante que estas propriedades não se devam apenas à ação neutralizadora do ácido clorídrico do alimento, ou seja, um antagonista químico do ácido clorídrico. Em suma, não deve ter um ambiente alcalino.

Questão: Porque é que não se deve ingerir alimentos que tenham um meio alcalino? Segundo a teoria trófica, o reforço da função formadora de ácido do estômago ocorre em resposta à fome tecidular desenvolvida no organismo. E o nível de acidez é regulado através do mecanismo de inibição antral. Parece-me suficiente que os alimentos bem mastigados e embebidos em saliva tenham um ambiente neutro (inicialmente, se fossem ácidos) ou ligeiramente alcalino. Uma alcalinização adicional da mucosa gástrica, especialmente da parte antral do estômago, embora possa ter um efeito sintomático a curto prazo (pode aliviar a azia durante um curto período de tempo), provocará uma segunda ronda de hipersecreção de ácido clorídrico.

Questão: É proibido tomar bicarbonato de sódio para aliviar a azia? Não o recomendo. Dado o efeito oposto do bicarbonato de sódio na secreção gástrica, pode prever-se que o seu uso prolongado ao longo do tempo pode levar ao esgotamento da função secretora do estômago e ao desenvolvimento de um estado hipo ou mesmo anácido. E a necessidade do organismo em sumo gástrico ácido como resultado da fome descontrolada permanece, o que é a razão da tensão constante dos processos de regeneração nas células principais e de revestimento das glândulas da membrana mucosa. Ocorre hipergastrinémia, o que contribui para o crescimento hiperplástico das estruturas acima referidas. Por conseguinte, a utilização prolongada de bicarbonato de sódio em doentes com úlcera péptica não é um agente terapêutico, mas tem muito provavelmente um efeito cancerígeno.

Questão: Os nutricionistas normalmente não recomendam leite e caldos cozidos a doentes com úlcera péptica. O quê, e eles têm um ambiente alcalino? Sim, muitos médicos notaram o efeito de "sumo" destes pratos. O nível de Ph do caldo cozido depende dos produtos a partir dos quais é preparado. E o leite de vaca tem um ambiente ligeiramente ácido. A sua propriedade negativa deve-se à falta de tamponamento. Como qualquer líquido, quase não são retidos no estômago. Por esta razão, o suco gástrico produzido como resultado do início da fase gástrica da digestão, após a sua ingestão, não é consumido. Estes produtos são úteis na preparação de diferentes papas e sopas de muco (arroz, aveia, trigo mourisco, pão) e puré de batata (batata), que são as formas de alimentação mais aceitáveis para os doentes com úlcera péptica.

A fase seguinte do tratamento patogénico é a organização da nutrição parentérica. Se não houver contra-indicações, independentemente do grau das lesões gastroduodenais e da evolução da doença, recomenda-se a infusão intravenosa gota a gota de soluções de glucose e proteínas.

Questão: Que alterações haverá na terapêutica medicamentosa da úlcera péptica? É claro que é impossível prescindir da terapia medicamentosa. É necessário regular a atividade secretora, motora e evacuatória de todo o trato gastrointestinal, para criar uma proteção adicional da mucosa do estômago e do duodeno. Por conseguinte, é obrigatório prescrever medicamentos que reduzam a função secretora de ácido do estômago, normalizando a motilidade do tubo intestinal, bem como a ação envolvente. Só quando se prescrevem medicamentos que afectam a motilidade do trato gastrointestinal é que se deve ter em conta a localização da úlcera, a idade do doente, a duração da história da úlcera e os resultados do exame radiológico. Nos doentes jovens com úlcera de localização duodenal, que se caracteriza por um aumento da função motora evacuatória do estômago, é lógico prescrever antiespasmódicos. Em doentes maduros e idosos com úlcera gástrica, que sofrem de enfraquecimento da atividade evacuatória motora do estômago e dos intestinos, é aconselhável prescrever medicamentos que melhorem a sua motilidade. Entre os medicamentos com propriedades neutralizantes, prefiro os produtos alimentares utilizados na medicina popular para aliviar a azia: cenouras frescas amassadas, ovo cru com manteiga ("gogol-mogol").

É melhor abster-se de prescrever medicamentos à base de bicarbonato de sódio durante muito tempo. Além disso, se for detectado um balanço negativo de azoto no metabolismo, é aconselhável uma administração única de uma das hormonas anabolizantes esteróides (retabolil).

Questão: É necessário tratar a natureza infecciosa da úlcera péptica? Se for um complemento ao tratamento existente, isso é uma coisa. É possível chegar a um compromisso. Mas não se pode alterar os princípios do tratamento. Seria um erro estratégico reconhecer a teoria infecciosa, ou seja, a natureza microbiana da doença, e sugerir que nos limitemos a uma terapia dirigida contra a Helikobacter pylori. Antes da utilização desta terapia, o tratamento com placebo tinha uma eficácia média de 63%. A estratégia da terapia anti-úlcera, se necessário, só deve ser alterada depois de terem sido realizados ensaios clínicos independentes com antimicrobianos e comparados com os resultados do tratamento com placebo da úlcera péptica atual.

Questão: Quem deve receber tratamento preventivo e quando? Em suma, o que é a prevenção da recorrência da úlcera péptica? O tratamento preventivo anti-úlcera está indicado para todas as pessoas que tenham tido uma úlcera péptica. Sobretudo os doentes do grupo de risco. Trata-se de adolescentes e jovens do sexo masculino, motoristas, trabalhadores de lojas de bebidas quentes, trabalhadores do turno da noite, estudantes, recrutas, etc. Além disso, a terapêutica anti-úlcera está indicada para os doentes que sofrem de insuficiência pulmonar e cardíaca, queimaduras, lesões combinadas graves, traumatismo craniocerebral. As pessoas sob stress não devem ser deixadas de fora.

A calendarização da terapêutica antes da exacerbação é determinada individualmente. O ponto de referência é a altura do início da doença. Por exemplo, as pessoas que se dedicam ao trabalho agrícola - durante as sementeiras e as colheitas, as crianças em idade escolar e os estudantes - durante os exames, especialmente os de admissão e os de estado, os caçadores de peles - no inverno, os recrutas - durante os longos exercícios militares, os alpinistas - durante as escaladas difíceis.

Questão: Qual é o âmbito da terapia preventiva anti-úlcera? Estamos a falar de pessoas quase saudáveis. Por conseguinte, não é necessária a prescrição de quaisquer medicamentos que reduzam a função secretora do estômago. Normalmente, será suficiente uma ação destinada a neutralizar factores etiológicos específicos. É claro que a sessão de exame ou os exercícios militares não podem ser cancelados, o alpinista não pode ser persuadido a não ir para a montanha. Mas é necessário organizar refeições nutritivas regulares durante este período.

A assistência psicoterapêutica de emergência deve ser prestada em situações de stress. Nestes casos, não será supérfluo criar paz, prescrever sedativos e controlar a alimentação. A este respeito, recordou os métodos de "prevenção em massa" da úlcera péptica, que tem lugar em muitas nações. Por exemplo, não há melhor remédio do que as palavras sinceras de amigos empáticos "A vontade de Deus está feita, somos todos mortais" para um crente que perdeu um ente querido. Aparentemente, de grande importância para apagar o fogo no centro stressogénico interno (o centro dominante no córtex cerebral, segundo a versão da teoria córtico-visceral de Bykov e Kurtzyn) é o rito da penitência entre os católicos, especialmente entre as pessoas do grupo introvertido.

Muitos povos da Ásia Central têm o hábito de preparar um prato composto por farinha de trigo, açúcar e manteiga - uma papa ligeiramente frita "kholvaytar" - semelhante à mamaliga (papa de Moisés), facilmente digerível e com, aparentemente, boas propriedades de amortecimento, para os familiares do falecido no dia do funeral. O mesmo objetivo é prosseguido com a preparação, na primavera, de "sumalak" - papa cozida feita de farinha, óleo vegetal e rebentos de trigo, e de "halim" - prato pegajoso feito de carne de vitela, grãos de trigo e leite. Estes pratos são cozinhados em grandes quantidades para toda a vizinhança. A terapia anti-úlcera medicamentosa para fins profilácticos deve ser prescrita para traumas combinados, especialmente craniocerebrais, queimaduras extensas, peritonite generalizada, enfartes do miocárdio e doenças pulmonares complicadas por perturbações circulatórias, síndrome de hipertensão portal, etc.

O QUE HÁ DE RADICALMENTE NOVO NO TRATAMENTO DA ÚLCERA PÉPTICA
?

O tratamento radical da úlcera péptica do estômago e do duodeno foi desenvolvido há muito tempo. As formas não complicadas e, nalguns casos, complicadas desta doença são tratadas com sucesso de forma conservadora. As razões para a ineficácia da terapia conservadora podem ser: 1. Tratamento tardio. 2. Falta de uma abordagem global na sua aplicação. 3. Não cumprimento das recomendações do médico por parte do doente. 4. Presença de factores etiológicos que não podem ser eliminados (causas de stress crónico, cirrose hepática com hipertensão portal, etc.). 5. Predisposição constitucional.

P: Quando fala de predisposição constitucional, está a referir-se ao carácter hereditário da doença? Não, de todo. A úlcera péptica não pertence ao grupo das doenças hereditárias. Até à data, ainda não foi encontrado o gene "culpado". A predisposição constitucional deve-se ao tipo de sistema nervoso, à natureza da resposta do organismo a estímulos externos e até ao grau de educação da pessoa. Entre os doentes com úlcera péptica há muitos empáticos - pessoas com tendência para a empatia, bem como pessoas que discordam das circunstâncias. Poucos filósofos, nenhum asceta.

A úlcera péptica é uma doença social. As pessoas que vivem nas mesmas condições sociais e de vida ficam doentes. Muito provavelmente, estas doenças são hereditárias.

A ineficácia da terapia conservadora não deve ser vista como o resultado final. No complexo da terapia anti-úlcera existe ainda todo um arsenal de métodos de plano cirúrgico. A úlcera péptica deve ser tratada por um médico de clínica geral, um representante da ala fisiológica do corpo médico. Quando necessário, o cirurgião virá em seu socorro. Ele sutura uma úlcera perfurada ou hemorrágica, elimina a peritonite, restaura a permeabilidade do trato gastrointestinal, remove o substrato morfológico da úlcera. Durante estas operações para eliminar as complicações da úlcera péptica, o cirurgião executa determinadas técnicas cirúrgicas destinadas a reduzir a função secretora do estômago (ressecção gástrica, vagotomia). Os esforços dos cirurgiões - gastroenterologistas definiram agora claramente as indicações para o tratamento cirúrgico da úlcera péptica do estômago e do duodeno, desenvolveram opções óptimas para as intervenções cirúrgicas, estudaram todos os parâmetros das complicações pós-operatórias. Há uma procura constante de desenvolvimento e implementação de novas tecnologias neste domínio. Apesar disso, o estado atual da cirurgia gastrointestinal não pode ser considerado ideal. Isto é especialmente verdade no que respeita às complicações pós-operatórias.

Questão: Qual é o significado da teoria trófica da úlcera péptica e da descoberta do fenómeno de infiltração do suco gástrico através do defeito da úlcera na espessura da parede do estômago e do duodeno na prevenção de complicações pós-operatórias? A mais formidável das numerosas complicações da ressecção gástrica é a falência das suturas do coto duodenal e das anastomoses gastrointestinais. Será que os nossos novos conhecimentos no domínio da fisiopatologia e da morfologia das úlceras permitirão evitar esta complicação potencialmente fatal? Esta complicação ocorre na maioria dos casos com a localização duodenal da úlcera. Por conseguinte, seria conveniente que nos familiarizássemos primeiro com os resultados dos estudos clínicos sobre a incidência e as causas de insucesso das suturas da úlcera duodenal após a ressecção gastrointestinal de úlceras duodenais.

No departamento de cirurgia esofágica e gástrica do Centro Republicano Especializado de Cirurgia com o nome do Acad. V.Vakhidov MH da República do Uzbequistão, de 1976 a 1993, foram efectuadas 3479 ressecções gástricas por úlcera péptica com localização da úlcera no duodeno. Destas, 3283 foram realizadas de forma planeada e 196 por motivos de emergência "no auge da hemorragia". Das 3283 ressecções gástricas planeadas, 1190 foram realizadas de acordo com o método Bilroth-2 com uma GEA anterobasal "de ponta a ponta" numa ansa longa com EEA de acordo com Brown, 181 - de acordo com o método Hofmeister-Finsterer, e 1912 de acordo com o método Bilroth-1 (506 delas - na variante clássica e 1406 - na modificação de L.G.Khachiev). Das 196 ressecções gástricas realizadas de emergência para úlceras duodenais crónicas hemorrágicas, 139 foram realizadas de acordo com o método Bilroth-2 numa ansa longa e 57 - de acordo com o método Bilroth-1 modificado por L.G.Khachiev. Assim, das 3479 ressecções gástricas efectuadas para a doença da úlcera péptica com localização da úlcera no duodeno, 1510 (43,4%) foram realizadas pelo segundo método de Bilroth. Das 1510 ressecções gástricas Bilroth-2, 65 foram complicadas por falha da sutura do coto duodenal, o que correspondeu a uma média de 4,3%.

A incidência de falha da sutura do coto duodenal após ressecções planeadas foi de 2,91% (40 doentes) e entre os doentes operados de urgência por úlceras duodenais hemorrágicas foi de 18,00% (25 doentes).

De acordo com a literatura, o desenvolvimento desta complicação é causado por múltiplas razões objectivas e subjectivas. Por isso, meu caro amigo, gostaria de o familiarizar com os resultados do estudo que se segue, cujo objetivo é **analisar as causas da falha da sutura do coto duodenal em doentes com úlceras duodenais após ressecção gástrica.**

A análise retrospetiva da casuística de 65 doentes com úlcera péptica, em que o pós-operatório foi complicado por insuficiência da sutura do coto duodenal, mostrou o seguinte. A idade dos pacientes variou de 27 a 60 anos.

Eram 54 homens e 11 mulheres. Todos os doentes apresentavam uma exacerbação da úlcera péptica com um quadro clínico pronunciado da doença e das suas complicações. A penetração da úlcera foi diagnosticada em 29 doentes (44,61%) e a estenose piloroduodenal foi diagnosticada em 6 doentes (9,23%). Em 30 doentes foi observada uma combinação de penetração e estenose. Em 14 doentes, a estenose foi compensada, em 13 doentes foi subcompensada e em 9 doentes foi descompensada. Para além das complicações acima referidas, 33 doentes (50,76%) apresentavam vários graus de hemorragia gastrointestinal na admissão. Um doente foi admitido com perfuração de úlcera. Em 6 doentes (6,66%) havia antecedentes de encerramento de úlcera perfurada, em 7 doentes (7,1%) registou-se duodenostase.

A esofagogastroduodenofibroscopia em todos os doentes revelou uma úlcera duodenal crónica em fase de exacerbação com um amplo eixo inflamatório à sua volta. A partir daí, foram diagnosticadas esofagite erosiva, antro-gastrite erosiva e duodenite em 27 doentes, bem como úlcera crónica "ativa", antro-gastrite erosiva e duodenite em 20 doentes, antro-gastrite erosiva e gastrite erosiva e duodenite em 10 doentes e bulbitis erosiva em 5 doentes. Apenas 3 doentes não apresentavam outras alterações na mucosa do estômago e do duodeno, exceto uma úlcera e uma deformação cicatricial-ulcerosa do bolbo.

Os índices de secreção gástrica em todos os doentes eram bastante elevados. A produção basal de ácido foi em média de 7,73 + 0,43 mEq/h, o máximo após estimulação com insulina - 20,15 + 1,25 mEq/h e histamina - 23,02 + 1,7 mEq/h. Assim, o peso específico dos doentes com síndroma hipersecretor ascendeu a 32,3% (21 doentes).

Dos 65 doentes, 33 (50,76%) apresentavam anemia de diferentes graus: Grau I (hemoglobina não inferior a 100 g/l) - em 7 doentes, grau II (hemoglobina 100-80 g/l) - em 14 doentes, grau III (hemoglobina 80-50 g/l) - em 8 doentes e grau IV (hemoglobina inferior a 50 g/l) - em 4 doentes.

A hipoproteinemia foi observada em 25 doentes (38,46%). Destes, 5 doentes tinham um teor de proteínas totais no sangue igual a 6-6,5 g/l e em 20 doentes era inferior a 6 g/l.

Em 40 doentes (61,5%) a operação de ressecção gástrica foi realizada de forma planeada, em 25 (38,5%) doentes por indicações de emergência (24 ressecções gástricas no "auge" da hemorragia e uma - por úlcera perfurada).

A localização da úlcera determinada por endoscopia foi esclarecida durante a cirurgia: parede superior do bolbo duodenal - 6, parede posterior - 22, parede anterior - 2, parede inferior - 2. A localização da úlcera na parede anterior-superior do bolbo foi observada em 10 doentes, na parede posterior-superior - em 12 doentes, na parede anterior-inferior - em 2 doentes, na parede posterior-inferior - num doente. Em 4 doentes foram encontradas úlceras "em beijo" nas paredes anterior e posterior do bolbo duodenal. As úlceras pós-bulbares estavam presentes em 4 doentes.

Assim, em mais de metade dos casos (66,15%) a úlcera localizava-se na parede posterior ou no semicírculo póstero-superior do bulbo duodenal ou na região pós-bulbar.

A penetração da úlcera nos órgãos vizinhos foi detectada em 59 doentes. Em 1 doente a úlcera penetrou no ligamento hepático-duodenal, em 24 doentes no pâncreas, em 29 doentes - no ligamento hepático-duodenal e no pâncreas simultaneamente, em 2 doentes - no pâncreas e no fígado, em 3 doentes - no ligamento hepático-duodenal e na vesícula biliar, em 3 doentes - no pâncreas e no cólon transverso. A frequência de penetração da úlcera nos órgãos vizinhos foi de 90,76% e no pâncreas de 89,23% (58 doentes).

Durante a gastroduodenofibroscopia e a cirurgia, foram encontrados os seguintes tamanhos de úlceras:

até 1 cm - em 21 doentes (32,3%).

até 2 cm - em 30 doentes (46,15%).

até Z cm - em 10 doentes (15,38%).

mais de Z cm - em 4 doentes (6,15%).

O infiltrado inflamatório periulcerótico foi detectado no intra-operatório em todos os doentes. Incluindo:

até 3 cm - em 21 doentes (32,32%) 3 - 5 cm - em 12 doentes (18,44%) mais de 5 cm - em 32 doentes (49,24%)

Assim, se foram encontradas úlceras de grandes dimensões em 14 doentes (21,53%), 44 doentes (67,7%) apresentavam uma zona alargada de infiltrado inflamatório em redor das úlceras, que se estendia, em caso de penetração da úlcera, aos órgãos e tecidos vizinhos.

A periduodenite acompanhada pelo desenvolvimento de aderências soltas na parede plana e, no caso de úlceras perfurantes suturadas na anamnese, foram observadas aderências interorgânicas envolvendo a zona piloroduodenal em todos os doentes, incluindo perigastrite em 52 doentes.

A natureza das operações efectuadas foi a seguinte. Dos 65 doentes com úlcera péptica que foram submetidos à ressecção de 2/3 do estômago segundo o método Bilroth-2, em 58 (89,23%) foi aplicada a gastroenteroanastomose "end-to-side" anterobasal numa ansa longa com anastomose inter-intestinal segundo Brown (modificação Balfour-Meingott) e em sete doentes (10,77%) a operação foi efectuada segundo a modificação Hofmeister-Finsterer. Em 10 (15,38%) doentes, a ressecção gástrica foi complementada com vagotomia subdiafragmática bilateral do tronco. Dos 65 doentes operados, em 6 (9,23%), devido à impossibilidade de remoção da úlcera, a ressecção gástrica foi efectuada para "desligar" o duodeno. Nos restantes 59 doentes o nível de ressecção duodenal foi abaixo da úlcera.

O método de Moynihan-Toprover foi utilizado para o tratamento do coto duodenal em 2 doentes, o método de "caracol" de S.S. Yudin em 3 doentes e o método de Nissen em 7 doentes. A sutura mecânica foi utilizada em 5 doentes. Na maioria dos doentes (42), o coto duodenal teve de ser tratado com o método aberto de forma atípica. O método de Finsterer foi aplicado em todos os doentes durante a ressecção gástrica para "desconexão".

Para descomprimir o coto duodenal desde 1984, foi utilizada uma sonda nasogastroduodenal, que foi passada através do GEA e do EEA para a alça de condução até ao coto duodenal.

A falha da sutura do coto duodenal em termos precoces ocorreu em 29 doentes (até 3-4 dias). Em 9 doentes foi diagnosticada no 5º-6º dia. Em 27 doentes, a falha da sutura ocorreu em períodos mais tardios (7 dias e mais tarde).

A análise dos resultados dos exames clínicos e laboratoriais dos doentes antes e durante a operação revelou a existência de várias causas gerais e locais de insucesso da sutura do coto duodenal (Fig. 33). As causas mais comuns foram a anemia e a hipoproteinemia, com uma frequência de 50,76% e 38,46%, respetivamente. Foram maioritariamente causadas por hemorragia gastrointestinal (33 doentes) e subcompensadas, nomeadamente estenose descompensada do segmento piloroduodenal de etiologia cicatricial-ulcerosa (22 doentes). Entre as causas locais, o infiltrado inflamatório periulceroso ocupou o primeiro lugar em termos de frequência. Foi observado em todos os 65 pacientes. E em 44 doentes (67,7%) revelou-se de grandes dimensões. O desenvolvimento do infiltrado inflamatório periulceroso foi causado pela presença de úlcera crónica "ativa" e por índices elevados de secreção gástrica. Nas úlceras penetrantes, o infiltrado inflamatório espalhou-se para os órgãos vizinhos (90,76%). Uma das causas frequentes de insucesso da sutura do coto duodenal é considerada a "difícil" localização da úlcera, que ocorreu em 66,15% dos doentes. Entre estas incluem-se a localização da úlcera no semicírculo posterior do bulbo duodenal (35 doentes - 53,84%), úlceras pós-bulbares (4 doentes - 6,15%) e úlceras "em beijo" (4 doentes - 6,35%). As grandes úlceras ocorreram em 21,53% dos doentes. Para maior clareza, darei alguns exemplos.

Exemplo 1. Doente Sh., 47 anos de idade. Historial médico N 909. Admitido em 6.09.1977. Diagnóstico: Úlcera péptica do estômago e do duodeno. Úlcera crónica da secção pós-bulbar do duodeno com penetração na cabeça do pâncreas.

Queixas na admissão de dor na região epigástrica com o estômago vazio e 2 horas após uma refeição, azia, perda de peso. O estado geral é satisfatório. O doente tem uma constituição regular, uma alimentação fraca. Coração e pulmões sem particularidades. Ps - 88 batimentos por minuto, rítmicos, TA 120/70 mm Hg. A língua está húmida, coberta por uma placa branca. O abdómen participa no ato de respirar, mole, doloroso no epigástrio. O fígado e o baço não estão aumentados. Análise geral do sangue: eritrócitos 4,1, HB-121, Ht- 44, L- 14,5 t, PJ- 8, SJ- 66, L- 14, M-8, Eoz.-3, COE-3. As análises bioquímicas ao sangue não apresentam particularidades. Proteína total 7,4 g/l. Suco gástrico - formação ácida subcompensada contínua de alta intensidade. EGDFS - úlcera crónica pós-bulbar do duodeno. Cicatriz - deformidade ulcerativa da saída bulbosa. Radiografia GI - estômago com forma e posição normais.

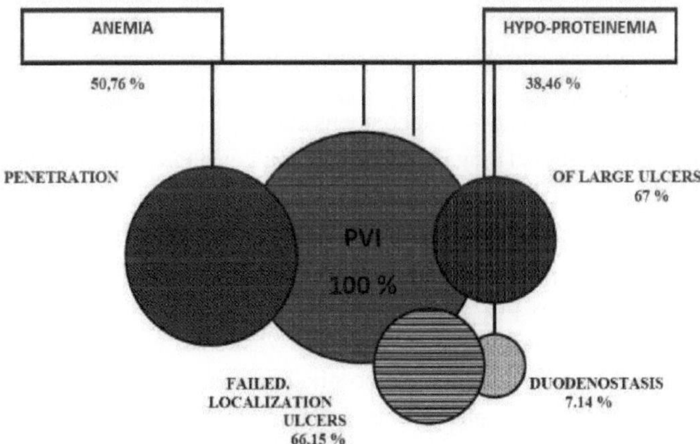

Fig. 33. Estrutura das causas comuns e locais de falha da sutura do coto duodenal.

Contornos suaves e nítidos. Peristaltismo de profundidade média. O canal do guardião está deformado, dilatado, encurtado. O bolbo do duodeno é pequeno, fortemente deformado, irritado, esvaziamento acelerado. Após 1 hora no estômago, vestígios de contraste.

14.09.1977. Cirurgia - ressecção de 2/3 do estômago de acordo com Bilroth-2 na modificação de Balfour-Meingott. Durante a operação, foi encontrada uma úlcera crónica baixa com um diâmetro de cratera de até 1,5 cm, penetrando na cabeça do pâncreas, na área da parede medial da saída do bulbo do duodeno. Existe uma ampla zona de inflamação à volta da úlcera (até 4 cm de diâmetro) e o fenómeno de pancreatite indutiva. A ressecção foi efectuada ao longo do bordo inferior da úlcera. O coto DIC foi tratado de acordo com Toprover-Brown. Foi aplicado um GEA anterodiobasal "end-to-side" com EEA de acordo com Brown.

Em 21.09.77, 7 dias depois a clínica de peritonite limitada. Relaparotomia. Falha parcial das suturas do coto duodenal (defeito de 0,8 x 0,6 cm com descarga biliar), foi detectada peritonite sub-hepática limitada. A cavidade abdominal foi drenada e tamponada.

O resultado foi a recuperação. O doente teve alta em 24.10.77.

Assim, neste exemplo, podemos verificar que, devido à baixa localização da úlcera e à presença de uma IVP de grandes dimensões, a linha de ressecção duodenal ficou dentro do infiltrado inflamatório e as suturas foram colocadas na parede inflamada do duodeno, o que foi a causa da falha de sutura do coto duodenal.

Exemplo N 2. Paciente S., 40 anos de idade. Historial do caso N 989. Admitido em 05.09.78. Morreu em 06.10.78.

Diagnóstico: Úlcera péptica do estômago e do duodeno. Úlcera crónica da parede posterior-superior do bolbo duodenal complicada por penetração na cabeça do pâncreas e estenose subcompensada.

Queixas de dor na região epigástrica de carácter constante, azia, vómitos após as refeições, arrotos com conteúdo ácido.

Objetivamente: o estado geral é relativamente satisfatório. O doente é de constituição regular, um pouco subnutrido. Coração e pulmões sem patologia. Pulso - 76 batimentos por minuto, rítmico, TA 125/75 mm Hg. Abdómen mole, doloroso no epigástrio. O sintoma de Vasilenko é negativo. O limite inferior do estômago é determinado ao nível do umbigo. A análise geral do sangue está dentro dos limites normais. Hematócrito - 45. Proteína total do sangue 8,28 g/l. EGDFS: Mucosa do esófago abdominal e anel cardíaco com sinais de irritação e inflamação superficial. O estômago em jejum contém líquido turvo. O relevo das pregas é correto. Em todas as secções, mucosa com sinais de inflamação catarral acentuada. A porteira está fechada, irritada, transitável. O bolbo do duodeno está consideravelmente encurtado, o seu lúmen está estreitado, deformado por cicatrizes. Duodenite expressa. É impossível passar a secção pós-bulbar. Conclusão: Deformação cicatricial-ulcerosa e estenose do bolbo DPC. Gastroduodenite catarral. Esofagite de refluxo catarral.

Radiografia do trato gastrointestinal - o esófago e a cárdia podem passar livremente. A bolha de gás do estômago não está deformada. Há líquido e resíduos alimentares no estômago. O relevo da mucosa é representado por pregas rugosas. O estômago está um pouco zctasizado. Evacuação: numa hora no estômago 80% de contraste, em 3 horas - 50%, em 7 horas - 30%, em 24 horas - vestígios de contraste. O bolbo do duodeno está deformado, irritado, na sua parte aboral há uma mancha persistente de contraste. Conclusão: Úlcera crónica do bulbo duodenal. Estenose subcompensada.

20.09.1978. Cirurgia - ressecção de 2/3 do estômago segundo Bilroth-2. Protocolo operatório: Laparotomia médio-superior. Havia um processo de adesão pronunciado na zona do bolbo do duodeno. O estômago está ligeiramente aumentado de volume. Palpatoriamente, na secção de saída do bulbo duodenal, na parede ântero-superior, há um denso infiltrado ulceroso com o diâmetro de 5 cm6 , cobrindo o ligamento hepático-duodenal e a cabeça do pâncreas. O estômago foi mobilizado em 2/3. O duodeno foi separado do pâncreas e do ligamento hepático-duodenal e cortado ao longo do bordo inferior da úlcera localizada na parede póstero-superior da saída do bulbo duodenal. O coto duodenal foi tratado pelo método do "caracol" de acordo com S.S. Yudin. Foi aplicada uma GEA ântero-posterior numa ansa longa com EEA de acordo com Brown.

02.10.78 Relaparotomia. Drenagem e tamponamento da cavidade abdominal. Durante a operação foi diagnosticada uma falha completa dos pontos do coto duodenal, peritonite purulenta derramada. Em 06.10.78, o doente morreu devido à continuação da peritonite purulenta e do enfarte do miocárdio.

O exemplo mostra que, no caso de uma IVP de grandes dimensões, embora tenha sido utilizado um dos métodos clássicos de tratamento do coto duodenal, não foi possível evitar a falha da sutura.

Exemplo N 3. Doente Sh., 52 anos de idade. Historial do caso N 2072.

Admitido em 25.05.87. Alta em 07.08.87.

Diagnóstico: Úlcera péptica do estômago e do duodeno. Úlcera crónica da parede anterior-superior do bulbo do duodeno. Complicação - estenose compensada.

As queixas são típicas.

Objetivamente: o estado geral é satisfatório. O doente tem uma constituição regular, uma alimentação satisfatória. Coração e pulmões sem patologia. O abdómen é mole, doloroso no epigástrio.

O diagnóstico foi confirmado pelo exâme radiológico e pelo EGDFS. Em 03.06.86 foi submetido a cirurgia - ressecção de 2/3 do estômago segundo Bilroth-2.

Protocolo de operação: Laparotomia médio-superior. O bolbo do duodeno está deformado, fundido com a vesícula biliar. A úlcera está localizada na parede anterior-superior do bolbo duodenal. É detectado um infiltrado ulceroso de grandes dimensões que se estende ao PDS e ao PG. Foi efectuada a ressecção de 2/3 do estômago. O coto do DPC foi suturado com suturas nodulares e imerso em suturas semi-kisset. Reforço com suturas nodulares serosas-serosas utilizando a cápsula pancreática. Foi aplicada uma GEA ântero-posterior numa ansa longa com EEA de acordo com Brown.

12.06.87. Clínica de peritonite pós-operatória limitada. Relaparotomia. Drenagem do coto duodenal. Tamponização da cavidade abdominal. Durante a operação foi diagnosticado um defeito no coto do duodeno com o tamanho de 10 x 2 mm, de onde saía a bílis. Derrame purulento-fibrinoso com mistura de bílis na região sub-hepática. Através do defeito acima mencionado, o coto do duodeno foi drenado com um tubo fino de clorvinil. Foi introduzido um tampão no coto através da ferida da laparotomia. O resultado foi a recuperação.

Este exemplo também mostra que a causa mais provável da falha de sutura do coto duodenal foi uma IVP de grandes dimensões.

Exemplo 4. Paciente Ch., 32 anos de idade. Historial do caso N 1108 Admitido em 21.10.77. Diagnóstico: Úlcera péptica do estômago e duodeno. Úlcera crónica da parede posterior do bulbo do duodeno, complicada por penetração na cabeça do pâncreas e hemorragia. Anemia pós-hemorrágica na fase IY.

Queixas de fraqueza súbita, vómitos com sangue e fezes com alcatrão. Sinais de hemorragia gastrointestinal há 24 horas.

Objetivamente: o estado geral é grave. A pele está pálida. O pulso é fraco, 140 batimentos por minuto, rítmico, PA 80/40 mm Hg. Análise geral do sangue: eritrócitos 1,9 milhões, Hb - 39, Ht- 20, o doente foi hospitalizado na unidade de cuidados intensivos. Terapia hemostática, anti-choque e de substituição. EGDSF de emergência - sangue fresco no estômago. A porteira está aberta e através dela há uma descarga profusa de sangue escarlate no estômago. Conclusão: hemorragia bulbar profusa úlcera do bulbo do duodeno?) O doente foi operado de urgência sob a cobertura de transfusão de sangue no "auge" da hemorragia. Foi efectuada a ressecção de 2/3 do estômago segundo Bilroth-2 em ansa longa com EEE segundo Brown.

Protocolo operatório: Laparotomia médio-superior. O estômago e o intestino estavam pálidos, com sangue no lúmen. Foi revelado um infiltrado ulceroso extenso de 4x6 cm na área do bolbo do duodeno, cobrindo a parte pós-bulbar e a cabeça do estômago. A úlcera estava localizada na parede posterior do bolbo duodenal, penetrando na cabeça do estômago. Foi efectuada a ressecção de 2/3 do estômago. O duodeno foi cortado abaixo da úlcera, mas através do infiltrado. O coto duodenal foi suturado segundo o método "caracol" de S.S. Yudin.

25.10.77. Foi diagnosticada uma peritonite pós-operatória com derrame. Relaparotomia. Drenagem e tamponamento da cavidade abdominal. Na revisão, verificou-se falência completa das suturas do coto duodenal com peritonite extravasada. O pós-operatório foi complicado por broncopneumonia bilateral, pelo que foi ventilado através de uma traqueostomia. Em 07.11.77 faleceu de insuficiência pulmonar e pulmonar-cardíaca crescente.

Este exemplo é uma demonstração clara de que uma combinação de factores locais e comuns foi a causa da falha precoce da sutura do coto duodenal.

Exemplo N 5. Doente D., 48 anos de idade. Historial do caso N 4222. Foi admitido em 31.10.88. Teve alta em 30.12.88. Diagnóstico: Úlcera péptica do estômago e duodeno. Úlcera crónica da parede anterior-superior da secção pós-bulbar do duodeno. Complicação - hemorragia. Anemia pós-hemorrágica. O paciente foi submetido a sutura de uma úlcera duodenal perfurada em 1979.

As queixas e a anamnese são típicas de úlcera gástrica e duodenal complicada por hemorragia gastrointestinal. Objetivamente: o estado geral do doente é de gravidade média. A alimentação está diminuída. A pele está pálida. Pulso 110 batimentos por minuto. Tensão arterial 100/60 mm. Hg. O abdómen é mole, doloroso no epigástrio. A cicatriz pós-operatória é lisa e longitudinal ao longo da linha média. Análise geral do sangue: Er. 3,8 ml, Nv 117 unidades, Ht 38 % . As análises bioquímicas são normais. Proteína total no sangue 64,2 g/l. EGDFS: a mucosa esofágica está pálida com marcas de sangue fresco e alterado. O anel cardíaco está fechado. O estômago contém sangue alterado e fresco em quantidade moderada. O relevo das pregas não está alterado. A porteira está grosseiramente deformada, estreitada, passável pelo dispositivo. A mucosa gástrica e o duodeno não puderam ser examinados em pormenor devido à presença de sangue. O doente foi hospitalizado na unidade de cuidados intensivos. É efectuada uma terapia hemostática e anti-úlcera. A hemorragia é interrompida, é efectuada a observação. Um dia depois, surgem sinais de hemorragias repetidas. Decidiu-se efetuar uma operação de urgência.

01.11.88. ano de operação - ressecção de 2/3 do estômago de acordo com Bilroth-2. Protocolo de operação: Laparotomia médio-superior com excisão da antiga cicatriz pós-operatória. Aderências moderadas na cavidade abdominal. Nas alças do intestino delgado e grosso, massa líquida escura (sangue). O estômago é de tamanho normal, a sua secção de saída é estreitada devido a infiltrado ulceroso na área da porteira e do bulbo do duodeno. A cratera da úlcera está definida na parede anterior-superior do bulbo duodenal. À volta da úlcera existe uma ampla zona de infiltração inflamatória com transição para os elementos do pequeno omento com um tamanho de 4-6 cm. Mobilização de 2/3 do estômago. Durante a mobilização do duodeno, a úlcera abriu-se. O duodeno foi dissecado ao longo da borda inferior da úlcera. O coto duodenal foi tratado pelo método aberto - suturado com pontos com nós em duas fileiras. Selagem adicional com suturas com nós utilizando a cápsula pancreática. Foi aplicada uma GEA ântero-posterior numa ansa longa com EEA de acordo com Brown.

03.11.88. Sintomas de peritonite pós-operatória limitada. Na drenagem da zona sub-hepática, secreção com mistura de bílis. Relaparotomia. Detectada inconsistência parcial das suturas do coto do duodeno. Peritonite local. Procedeu-se à drenagem e tamponamento da cavidade abdominal. O resultado foi a recuperação.

Estes exemplos mostram que os factores locais prevaleceram em doentes operados tanto por indicação programada como de urgência - úlceras duodenais crónicas de grandes dimensões com penetração no pâncreas, úlceras pós-bulbares. Quase todos os doentes apresentavam um infiltrado inflamatório periulceroso de grandes dimensões, pelo que o duodeno teve de ser cortado dentro da parede alterada e o coto foi tratado de forma atípica e pouco fiável em alguns doentes. Nestes casos, quando as grandes úlceras duodenais rodeadas por uma ampla zona de infiltração inflamatória eram complicadas por hemorragias intensas, a situação agravava-se devido ao desenvolvimento de anemia pós-hemorrágica e hipoproteinemia, cuja correção não foi realizada antes da operação por falta de tempo.

Assim, a análise das razões do insucesso das suturas do coto duodenal durante a ressecção gástrica de úlceras duodenais mostrou que a presença de úlceras crónicas "activas" de grandes dimensões, localizadas na parede posterior do bolbo e na parte pós-bulbar do duodeno, uma ampla zona de infiltrado inflamatório perifocal, em caso de penetração da úlcera passando para os órgãos vizinhos, especialmente para o pâncreas, dificultava a remoção da úlcera e obrigava os cirurgiões a recorrerem a métodos atípicos e não padronizados de tratamento do coto duodenal, à sutura da parede intestinal inflamada, levando à traumatização da parede intestinal e do pâncreas, ao desenvolvimento de microhematomas e pancreatite pós-operatória.

Os sinais de úlcera crónica "ativa" são um quadro clínico pronunciado da doença, taxas relativamente elevadas de secreção gástrica, a presença de complicações (penetração, estenose, hemorragia), úlcera crónica detectada endoscopicamente com bordos edematosos e uma zona de inflamação perifocal da mucosa, antrogastrite erosiva associada, duodenite, por vezes até esofagite de refluxo erosiva.

A Figura 33 mostra que, para aumentar a segurança da ressecção gástrica para úlceras duodenais crónicas complicadas e reduzir a incidência de complicações pós-operatórias, incluindo a falha da sutura do coto duodenal, é necessário minimizar o número de causas comuns e locais. A correção da anemia e da hipoproteinemia, se o tempo o permitir, é uma tarefa que pode ser resolvida. Mas a hemorragia gastrointestinal, que não é travada por uma terapêutica conservadora, não é o caso. É muito difícil eliminar as causas locais, porque não se pode alterar a localização da úlcera e, num curto espaço de tempo, eliminar a penetração. A única forma possível é influenciar o estado de "atividade" da úlcera duodenal crónica e reduzir o tamanho do infiltrado inflamatório periulceroso. A altura mais segura para a cirurgia é quando a doença está em remissão, ou melhor ainda, quando a úlcera está curada e se tenta corrigir a estenose cicatricial. Mas isto requer tempo e métodos de tratamento eficazes.

Questão: O grau de atividade de uma úlcera crónica pode ser avaliado por exame endoscópico. Mas o tamanho do infiltrado inflamatório periulceroso não pode ser determinado. Existem outros critérios para o avaliar? Existem. Para o comprovar, foi necessário realizar estudos em doentes operados, quando existe a possibilidade de determinar intra-operatoriamente a gravidade e a disseminação do infiltrado inflamatório em torno das úlceras crónicas e os paralelos clínicos e morfológicos. Assim, através de sinais indirectos, será possível avaliar o grau de "atividade" da úlcera crónica.

Por conseguinte, para identificar a frequência e a dimensão do infiltrado inflamatório periulceroso e a sua relação com os aspectos clínicos e os testes laboratoriais das úlceras gastroduodenais crónicas, foram examinados 327 doentes com úlcera péptica do estômago e do duodeno. Após o estudo do quadro clínico da doença e de um exame radiológico e endoscópico completo, verificou-se que 297 destes doentes apresentavam úlceras gastroduodenais crónicas "activas". Nos restantes 30 doentes, as úlceras estavam cicatrizadas e o processo patológico era causado apenas por estenose cicatricial da zona piloroduodenal.

O quadro clínico da doença manifestou-se consoante a fase da evolução e a presença de complicações da úlcera péptica. A evolução cíclica da úlcera péptica com exacerbações periódicas ocorreu em 283 dos 297 doentes com úlceras "activas" (95,2%). A exacerbação da doença foi frequentemente observada na primavera e no outono - em 250 doentes, menos frequentemente no inverno - em 28 doentes, e muito raramente no verão - em 5 doentes. Em 14 doentes (4,8%), a exacerbação não tinha carácter sazonal.

Os doentes examinados apresentavam as seguintes patologias concomitantes: hepatite crónica ativa (em 1 doente), cirrose hepática (em 4 doentes), poliartrite reumatoide (em 2 doentes), traumatismos craniocerebrais graves na anamnese (em 3 doentes).

Uma vez que o principal elo patogénico geralmente reconhecido da formação de úlceras é o fator ácido-péptico do suco gástrico e que um dos sinais característicos da úlcera crónica "ativa" é o infiltrado inflamatório perifocal, foi necessário estudar a relação entre os indicadores da secreção gástrica e o grau de gravidade do infiltrado inflamatório periulceroso nos nossos doentes operados.

Entre os 327 doentes operados, observámos uma gravidade variável do infiltrado inflamatório peri-úlcera em 297 (90,82%) doentes, cujo tamanho foi determinado no intra-operatório. Dependendo do tamanho do IVP, os doentes foram divididos em 4 grupos. O primeiro grupo incluiu 30 doentes sem infiltrado ulceroso que sofriam de estenose piloroduodenal cicatricial pós-úlcera. O segundo grupo incluiu 95 doentes com úlceras duodenais e 20 doentes com úlceras gástricas. O tamanho do infiltrado inflamatório peri-úlcera nestes doentes era de até 3 cm de diâmetro. O terceiro grupo - 145 doentes (137 com úlceras duodenais e 8 úlceras gástricas) com infiltrado inflamatório à volta das úlceras com tamanhos de 3-5 cm. O quarto grupo - 37 doentes (33 com úlceras duodenais e 4 úlceras gástricas) com tamanhos de infiltrado inflamatório superiores a 5 cm. A análise comparativa dos parâmetros da secreção gástrica em doentes com úlceras gastroduodenais "activas", dependendo do tamanho do infiltrado inflamatório peri-ulceroso detectado durante a operação, deu os seguintes resultados. O quadro N 6 apresenta os dados da secreção gástrica em 30 doentes sem infiltrado ulceroso e sem úlcera "ativa", ou seja, com úlceras cicatrizadas que sofrem de estenose cicatricial pós-úlcera da zona piloroduodenal. Como se pode ver na tabela, os índices de secreção gástrica estão dentro dos valores normais: a quantidade de suco gástrico sem estimulação em 60 minutos foi de 95,84 _+ . 5,7 ml. e aumentou acentuadamente após estimulação com insulina e histamina. Os índices de acidez total e de ácido clorídrico livre eram valores médios dos seus valores fisiológicos. O teor de ácido clorídrico ligado em todas as fracções era de 9-10 mmol/l.

No caso de infiltrado com tamanho até 3 cm, a quantidade de suco gástrico no período basal foi em média de 111,96 ml por 60 minutos (Tabela N 7). O conteúdo de muco insolúvel foi de 10,22+0,63 unidades. O ácido clorídrico total e livre era de 63,76+5,4 e 47,61+3,6 mmol/L, respetivamente. Nestes doentes, o volume do suco gástrico, os índices da função secretora de ácido do estômago, tanto no estado basal como após estimulação com insulina e histamina, em comparação com os dados dos doentes do grupo anterior, estão acentuadamente aumentados. O débito-horário de ácido clorídrico em todas as fases da secreção gástrica ultrapassou de forma constante os parâmetros hipossecretores.

Quadro n.º 6

Índices de secreção gástrica em doentes sem úlcera "ativa" e sem infiltrado inflamatório (*M+t)*

Componentes do suco gástrico	Secreção basal	Secreção estimulada	
		Com insulina	Histamina
Quantidade de suco gástrico em ml	95,84+5,7	112,8 ± 5,6	142,28 ± .3,37
Fosfatase alcalina	3,01 ± 1,79	18,15 ± 1,9	12,1 ± 1,7
Acidez total (mmol/L)	49,87 ± 3,28	89,59 ± 11,12	97,28 ±13,34
Ácido clorídrico livre (mmol/L)	10,19 ± 1,91	10,08 ± 1,8	10,35±1,9
Caudal de ácido clorídrico por hora (mEq/h)	3%49 ± 1,3	8,38 ± 1,3	11,48±1,7
Pepsina (g/L)	0,67 ± 0,16	0,68 ± 0,14	0,78 ± 0,13

Nos doentes do grupo 3, em que a dimensão do infiltrado inflamatório peri-ulceroso era de 3-5 cm de diâmetro, a função secretora do estômago era acentuadamente elevada, tanto antes como depois da estimulação (Quadro N 8), o que se traduzia por um grande volume de suco gástrico e um aumento do teor de ácido clorídrico total e livre.

Como se pode ver na tabela, os doentes deste grupo ocupam a posição superior extrema da série normosecretora em termos de débito de ácido clorídrico. A quantidade de ácido clorídrico ligado não sofreu alterações especiais.

Em 33 doentes, o tamanho do infiltrado inflamatório peri-úlcera excedeu os 5 cm. (Tabela N 9).

Quadro n.º 7

Índices das secreções gástricas no infiltrado inflamatório até 3 cm. (M+m)

Componentes do suco gástrico	Secreção basal	Secreção estimulada	
		Com insulina	Histamina
Quantidade de suco gástrico em ml.	111,96 ± .3,02	136,92±.3,14	166,36±.4,21
Fosfatase alcalina	6,02 ± .084	20,58 ± .2,18	15,02 ± .0,95
Acidez total (mol/L)	63,76 ± .5,40	96,45 ± .7,81	106,12 ± .7,83
Ácido clorídrico livre (mmol/L)	47,61 ± .3,6	79,96 ± .6,43	91,55 ± .6,91
Ácido clorídrico ligado (mol/L)	9,58 ± .0,56	10,48 ± .0,63	9,4 ± .0,85
Caudal de ácido clorídrico por hora (mEq/h)	5,30 ± .0,84*	10,95 ± .1,14*	15,23 ± .0,95
Pepsina (g/L)	0,59 ± .0,12	0,68 ± .0,12	0,56 ± .0,12

Nota: * - diferenças fiáveis (p < 0,005) em relação ao grupo I.

Como se pode verificar na Tabela N8, este grupo de doentes apresentou um volume de suco gástrico significativamente elevado, tanto no período basal como no período de estimulação da secreção gástrica (196,16 _+.4.27, 187,75 _+.4.76 e 273,76 _+ .5.74 mL). Os valores da acidez total e do ácido clorídrico livre também foram elevados, tanto antes como depois da estimulação, resultando num aumento do fluxo-hora de ácido clorídrico para valores compatíveis com a síndrome hipersecretora. O ácido clorídrico ligado manteve-se inalterado - cerca de 9 mmol/l.

Quadro n.º 8

Índices de secreção gástrica em infiltrado inflamatório de 3-5 cm. (M+m)

Componentes do suco gástrico	Secreção basal	Secreção estimulada	
		Com insulina	Histamina
Quantidade de suco gástrico em ml.	142,00 ± 3,54*	172,32 ± 3,44*	217,04 ± 3,59*
Fosfatase alcalina	9,70 ± .0,84	33,02 ± .2,49	24,68 ± 1,96
Acidez total (mol/L)	88,27 ± 6,31*	104,62 ± 7,43	122,87 ± 8,88
Ácido clorídrico livre (mmol/L)	74,28 ± 5,65*	9,43 ± 8,96	110,27 ± 8,67
Ácido clorídrico ligado (mmol/L)	9,94 ± 0,58*	10,10 ± 0,71	9,36 ± 0,87
Caudal de ácido clorídrico por hora (mEq/h)	10,54 ± .0,86*	15,58 ±1,25*	23,93 ± 1,96*
Pepsina (g/L)	0,63 ± 0,13	0,84 ± 0,14	0,66 ± 0,12

Nota: *- diferenças significativas (p < 0,005) em relação ao grupo I.

Assim, o estudo comparativo do tamanho do infiltrado e dos índices de secreção gástrica em doentes com úlceras gastroduodenais crónicas "activas" deu os seguintes resultados. As dimensões da infiltração do tecido periulceroso dependem dos índices de secreção gástrica. Se considerarmos os índices de secreção gástrica em doentes com estenose cicatricial sem úlcera ativa e infiltrado inflamatório (grupo 1) como 100%, então, com o aumento da zona de infiltração, a sua relação foi expressa na seguinte ordem

Quadro n.º 9

Índices de secreção gástrica em infiltrados com mais de 5 cm. (M+m)

Componentes do suco gástrico	Secreção basal	Secreção estimulada	
		Com insulina	Histamina
Quantidade de suco gástrico em ml.	196,16 ± 4,27*	187,76 ± 4,76*	273,76 ± 5,74*
Fosfatase alcalina	13,62 ± 1,79	57,56 ± 4,47	29,81 ± 4,79
Acidez total (mol/L)	96,48 ± 9,89*	116,92 ± 12,63	128,82 ± 9,48
Livre. Ácido clorídrico (mmol/L)	91,54 ± 9,74*	107,37 ± 12,72	114,96 ± 9,48
Ácido clorídrico ligado (mmol/L)	10,97 ± 1,31*	6,67 ± 1,37	9,53 ± 1,35
Caudal de ácido clorídrico por hora (mEq/h)	17,95 ± 1,7*	20,08 ± 2,25*	31,47 ± 4,8
Caudal de ácido clorídrico por hora (mEq/h)	17,95 ± 1,7*	20,08 ± 2,25*	31,47 ± 4,8
Pepsina (g/L)	0,53 ± 0,14	0,81 ± 0,13	0,64 ± 0,14

Nota: *-diferenças significativas ($p < 0,005$) em relação ao Grupo I.

Correlação entre o caudal - hora de HCl e o tamanho do infiltrado da úlcera

Correlation of flow rate - hour of HCl and size of ulcer infiltrate

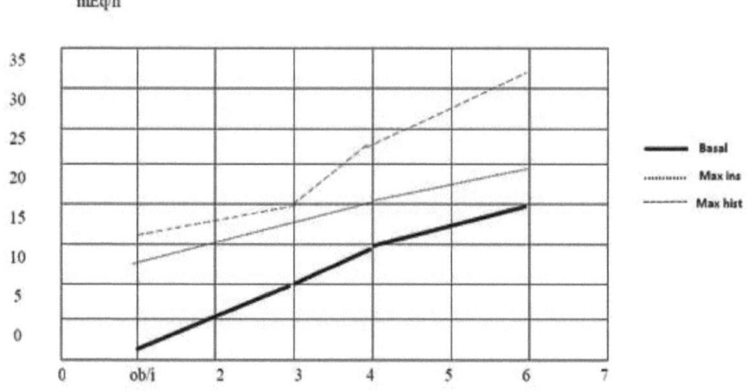

Fig. 34.

A relação entre a quantidade de suco gástrico e o tamanho do infiltrado ulcerativo

113

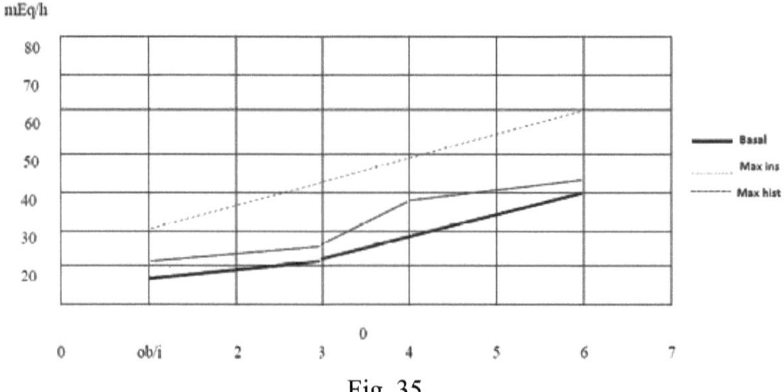

Fig. 35.

A relação entre a acidez total do suco gástrico e o tamanho do infiltrado inflamatório

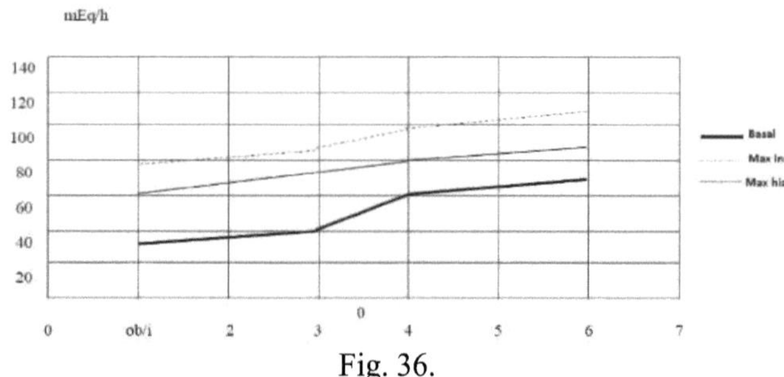

Fig. 36.

A relação entre o suco gástrico com HCL livre e o tamanho do infiltrado ulceroso

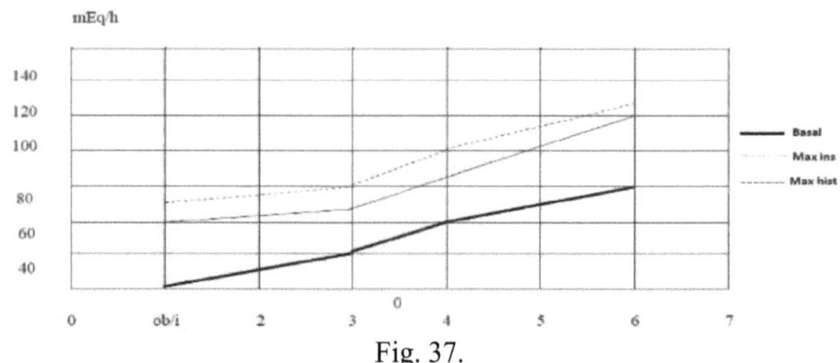

Fig. 37.

A Fig. N 34 mostra a relação entre o débito de ácido clorídrico antes e depois da estimulação e o tamanho do infiltrado inflamatório à volta da úlcera. De acordo com o gráfico, nos doentes do grupo 2 com infiltrado periulceroso até

3 cm, o fluxo de ácido clorídrico por hora foi de 154% no período basal, após estimulação com insulina - 155% e histamina - 133% dos indicadores dos doentes do grupo 1. Nos doentes do grupo 3, em que o tamanho do infiltrado era de 3-5 cm, o débito-hora de ácido clorídrico foi ainda maior - 331% no período basal, 184% após estimulação com insulina e 204% após estimulação com histamina. No caso do infiltrado, cujo tamanho excedia os 5 cm, o débito-hora de ácido clorídrico no período basal era muito elevado e excedia os parâmetros do grupo 1 em 4,72 vezes, e após estimulação com insulina - duas vezes (209%) e histamina - 2,5 vezes (255%).

Quanto à interdependência do infiltrado inflamatório periulcerótico com os componentes individuais do suco gástrico, o quadro é o seguinte. Quando o tamanho do infiltrado era de até 3 cm, o volume do suco gástrico, tanto antes como depois da estimulação, era insignificantemente maior do que no primeiro grupo. Nos doentes com infiltrado maior do que 5 cm, o volume aumentou significativamente (Fig. N 35).

A acidez total do suco gástrico no período basal em pacientes com infiltrado até 3 cm em 127%, no caso de infiltrado no tamanho de 3 - 5 cm - em 77%, e quando o tamanho do infiltrado excedeu 5 cm em 193% excedeu os dados do primeiro grupo.

Nos infiltrados até 3 cm de tamanho, a acidez total após estimulação com insulina e histamina permaneceu quase inalterada e atingiu -107% e 109%. Apenas a partir do infiltrado de 3-5 cm de tamanho foram observados valores de acidez comparativamente elevados, que em doentes com infiltrado com mais de 5 cm de diâmetro eram 130 e 132% mais elevados do que no primeiro grupo (Fig. N 36).

A correlação entre o tamanho do infiltrado e os valores de ácido clorídrico livre do suco gástrico é mostrada na Fig. N 37. O teor de ácido clorídrico livre no período basal e após estimulação da secreção gástrica foi diretamente proporcional ao tamanho do infiltrado.

Apenas os índices de conteúdo de muco insolúvel no suco gástrico eram inversamente proporcionais à dimensão do infiltrado inflamatório em torno da úlcera gástrica e duodenal crónica "ativa".

A quantidade de muco insolúvel no suco basal em infiltrados com tamanho até 3 cm foi 87,35% dos indicadores do primeiro grupo (Fig. N 38). Além disso, o conteúdo do muco do suco gástrico diminui drasticamente. Nos infiltrados de 3-5 cm, é de 61%; nos infiltrados de mais de 5 cm, é quase metade (45,5%) dos indicadores do primeiro grupo. O teor de muco insolúvel no suco gástrico estimulado era inversamente proporcional ao tamanho do infiltrado.

Os indicadores de ácido clorídrico ligado em todas as fracções do suco gástrico não se alteram. Isto significa que a dimensão do infiltrado inflamatório em torno das úlceras gastroduodenais crónicas "activas" não depende da quantidade do seu conteúdo no suco gástrico.

Assim, ao estudar a secreção gástrica em doentes com úlceras gástricas e duodenais crónicas "activas" em função do tamanho do infiltrado inflamatório peri-ulceroso, verificou-se que o tamanho do infiltrado depende claramente dos indicadores da secreção gástrica. Quanto maior for a quantidade de suco gástrico e o teor de ácido clorídrico total e livre, maior será a dimensão do infiltrado em torno da úlcera crónica. Isto aplica-se aos parâmetros da secreção gástrica, tanto durante o período basal como após a estimulação da secreção gástrica.

O tamanho do infiltrado também está correlacionado com a quantidade de muco insolúvel no suco gástrico. O conteúdo de muco no suco gástrico basal e estimulado tende a diminuir à medida que a zona de infiltração na área da úlcera aumenta. A quantidade de muco insolúvel no suco gástrico estimulado com histamina aumenta ligeiramente à medida que o tamanho do infiltrado aumenta para 3 cm. Os valores mais baixos são observados com um infiltrado de 3-5 cm de tamanho. Com um infiltrado de mais de 5 cm, a quantidade de muco insolúvel no suco gástrico antes e depois da estimulação, embora não atinja sequer valores intermédios, aumenta ligeiramente e, no período basal, torna-se ainda menor (Fig. 38).

Quadro N 10

Índices da função de formação de pepsina do estômago em função do tamanho do infiltrado inflamatório periulceroso (M+m)

Tamanho do infiltrado inflamatório peri-úlcera	Valores do teor de pepsina (g/l)		
	Secreção basal	Secreção estimulada	
		Com insulina	Histamina
Estenose cicatricial	0,86+0,15	0,58+0,17	0,59+0,15
ToZ cm	0,59+0,12	0,68+0,12	0,56+0,12
4-5 centímetros.	0,63+0,13	0,84+0,14	0,66+0,12
Mais de 5 centímetros.	0,53+0,14	0,81+0,13	0,64+0,14

Assim, em conclusão, podemos dizer que não só não existe úlcera sem ácido, como também as alterações morfológicas características da úlcera crónica.

Um estudo comparativo do teor de pepsina no suco gástrico em função do tamanho do infiltrado inflamatório periulceroso mostrou que, embora em geral a função de formação de pepsina esteja aumentada em todos os grupos de doentes, não depende do tamanho do infiltrado (Quadro N 10). Pelo contrário, o teor de pepsina no suco gástrico durante o período basal é mais elevado nos doentes sem úlcera "ativa" e diminui gradualmente à medida que a dimensão do infiltrado inflamatório peri-ulceroso aumenta. Não foi observada qualquer dependência significativa do nível da função de formação de pepsina do estômago após estimulação em relação ao tamanho do infiltrado inflamatório periulceroso.

Relação entre o conteúdo de muco não solúvel no suco gástrico e o tamanho do infiltrado da úlcera .

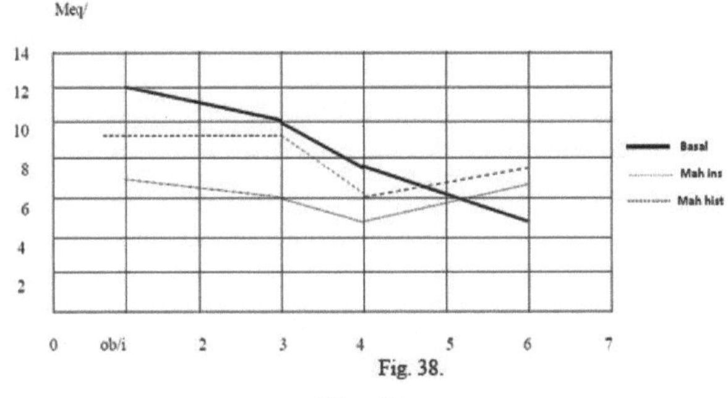

Fig. 38.

Assim, os resultados dos estudos clínicos e morfológicos indicam que não só o processo de cronicização das úlceras gastroduodenais, mas também o desenvolvimento da zona de infiltração inflamatória em torno destas úlceras está intimamente relacionado com a atividade secretora do estômago. A infiltração através do defeito da úlcera do suco gástrico com um elevado nível de acidez total e um teor aumentado de ácido clorídrico livre apoia a "atividade" das úlceras gastroduodenais e contribui para a expansão da zona de infiltração inflamatória à sua volta. Outro sinal da extensão do infiltrado inflamatório periulceroso é a diminuição da quantidade de muco insolúvel no suco gástrico.

UTILIZAÇÃO DA APLICAÇÃO ENDOSCÓPICA-AUTO-HEMO NO TRATAMENTO COMPLEXO DAS ÚLCERAS DUODENAIS CRÓNICAS

Assim, verificámos que, na maioria das vezes, a falha da sutura do coto duodenal ocorre em doentes com grandes úlceras crónicas penetrantes, localizadas principalmente na parede posterior do bulbo duodenal e, especialmente, na sua região pós-bulbar, que se encontram na fase aguda. Uma caraterística destas úlceras é uma ampla zona de infiltração inflamatória dos tecidos à sua volta. De acordo com os nossos dados, o infiltrado inflamatório periulceroso com 5 cm ou mais ocorreu em 33 dos 265 doentes com úlceras duodenais crónicas "activas" verificadas, o que corresponde a 12,45%. Isto significa que um número bastante significativo de doentes com úlcera péptica com localização de úlcera crónica no duodeno são portadores de úlceras "difíceis", nos quais a probabilidade de fracasso das suturas do coto duodenal na ressecção gástrica por razões objectivas é elevada.

É claro que, na maioria dos casos, na presença de uma zona alargada de infiltrado inflamatório periulceroso, esta complicação formidável pode ser evitada através da utilização de métodos de tratamento cirúrgico, como a vagotomia e a gastroenteroanastomose. As características morfofuncionais reveladas das úlceras gastroduodenais crónicas explicam os casos de ineficácia da terapia conservadora, bem como operações como a vagotomia e as anastomoses de bypass de uma nova forma e ditam a necessidade de remover o substrato morfológico da úlcera.

PERGUNTA: É a favor da ressecção gástrica para a úlcera péptica? E isto numa época em que domina o princípio da cirurgia de preservação de órgãos? Não, claro, sou a favor da preservação da maior parte possível da parte saudável do órgão e de operações "fisiológicas". Mas no que diz respeito à ressecção gástrica para a úlcera péptica, tenho outra opinião. Embora não seja confirmada nem por estudos clínicos nem experimentais e se baseie nas minhas suposições puramente teóricas, vou, no entanto, afirmá-la. A ressecção distal de 2/3 do estômago é o volume geralmente aceite da parte removida do estômago na doença ulcerosa péptica com localização da úlcera no duodeno. É realizada principalmente para suprimir a função secretora do estômago e remover o substrato patomorfológico da doença ulcerosa péptica. A redução da secreção gástrica leva à ressecção da secção antral e da parte distal do corpo do estômago. O mecanismo de redução da função secretora gástrica após esta operação é a remoção da região antral, onde se encontra a massa principal de células G que produzem gastrina - um estimulante da produção de ácido clorídrico - e a parte distal do corpo do estômago, que contém um pequeno número de células principais e de revestimento que produzem pepsina e ácido clorídrico. É como se tudo estivesse claro. O resultado é positivo e satisfaz toda a gente. Mas vamos olhar para este processo de uma forma diferente. Os departamentos do estômago, no que respeita à estrutura histológica do aparelho glandular da membrana mucosa, diferem bastante uns dos outros. Existem glândulas cardíacas, fúndicas e pilóricas. As glândulas cardíacas são revestidas por epitélio cúbico (células aditivas) e produzem muco. Ocupam uma zona estreita na área da junção esofagogástrica-gástrica. Na secção antral estão localizadas as glândulas pilóricas, idênticas em estrutura histológica às glândulas cardíacas. Também são revestidas por epitélio cúbico e produzem muco. Para além disso, as glândulas pilóricas contêm várias células endócrinas, incluindo as já mencionadas células G. A principal unidade estrutural exócrina são as glândulas fúndicas, constituídas por células principais e de revestimento, que segregam pepsina e ácido clorídrico. O número de células secretoras das glândulas fúndicas em jovens normais atinge um bilião e localizam-se principalmente na mucosa do fundo e do corpo do estômago. Além disso, existem células aditivas, células G individuais e células que produzem serotonina, histamina, glucagon, somatostatina e outras. Se tivermos em conta as particularidades da localização das glândulas exócrinas na mucosa gástrica, a remoção de uma pequena área da mucosa do corpo gástrico não deve levar a uma redução acentuada do número de glândulas fúndicas.

Questão: Talvez o efeito terapêutico da ressecção gástrica tenha um mecanismo diferente? Cada organismo vivo é caracterizado por uma determinada taxa de processos metabólicos e é muito provavelmente fixado a nível genético. A sua magnitude é determinada pelo estado funcional das glândulas endócrinas e, em primeiro lugar, da glândula tiroide. O nível de metabolismo depende do peso corporal e da área de pele de cada indivíduo da espécie, ou melhor, da sua proporção. A taxa metabólica é diretamente proporcional à relação "área de pele: massa corporal". Isto é axiomático. E se o nível do metabolismo básico e a velocidade dos processos metabólicos também dependerem da área da mucosa do estômago e do valor da relação entre esta e o peso corporal? Afinal, o organismo gosta e sabe como duplicar os processos de suporte de vida.

Se esta hipótese for verdadeira, então a redução da área da mucosa gástrica durante a ressecção promove a transição dos valores dos processos metabólicos para outro nível, mais baixo e "económico". Consequentemente, as necessidades de oxigénio e energia do organismo diminuem ou o limiar de sensibilidade do centro da fome no cérebro aumenta.

Eventualmente, a função secretora do estômago é "normalizada". Assim, parece-me que a ressecção gástrica é um método patogénico de tratamento dos doentes com úlcera péptica e também, atrevo-me a dizer, pode ser um dos factores que contribuem para o prolongamento da sua vida, mas à custa da redução da sua qualidade. Isto significa que a ressecção gástrica não é retirada do arsenal de métodos cirúrgicos de tratamento da úlcera péptica e que minimizar a frequência das suas complicações é a tarefa mais importante de todos os especialistas relacionados com este problema.

A melhor opção é realizar a ressecção gástrica na fase de remissão da doença após uma terapia anti-úlcera abrangente no período pré-operatório. Mas a terapia anti-úlcera padrão nem sempre produz um bom efeito nas úlceras crónicas desta categoria. Por isso, justifica-se qualquer pesquisa científica que vise uma redução significativa da dimensão do infiltrado inflamatório periulceroso e da própria úlcera, ou seja, a supressão da "atividade" da úlcera crónica antes da cirurgia. Depois de se conhecer o mecanismo principal da cronificação da úlcera e da ocorrência de infiltrado inflamatório periulceroso à sua volta, as particularidades da estrutura morfológica da úlcera gastroduodenal crónica e o papel da infiltração do suco gástrico através do defeito da úlcera, a hipercloridria no seu desenvolvimento, parece que a forma mais correcta de tratamento, incluindo como preparação pré-operatória, juntamente com medidas para suprimir a função produtora de ácido do estômago, é a utilização de métodos terapêuticos locais que contribuam para a cessação da infiltração.

Existe um método conhecido de tratamento de úlceras gástricas e duodenais, que consiste na aplicação de soluções poliméricas formadoras de película (linfuzol, gastrozol, cola MK-6, MK-7, MK-8) na úlcera com a ajuda de um endoscópio (Saveliev V.S., Buyanov V.M., 1985; Buyanov V.M. et al., 1986). A desvantagem deste método são as grandes dificuldades técnicas na aplicação, relacionadas com a possível polimerização prematura da substância no cateter ou no canal do endoscópio quando a humidade da cavidade do estômago e do duodeno entra no seu lúmen, bem como com a dificuldade de preparação (limpeza, secagem) da superfície da úlcera para uma adesão firme à substância polimérica. Devido à fragmentação e rejeição da película de polímero da superfície da úlcera em 2-3 dias (e em caso de violação da técnica de operação imediatamente ou dentro de várias horas), é necessário aplicar repetidamente a substância através do endoscópio. A utilização de acetona para enxaguar rapidamente o cateter e a extremidade distal do endoscópio contaminada com a película de polímero não é segura para o dispositivo dispendioso. Além disso, **as soluções de cura rápida não têm tempo para penetrar nos "poros" existentes na cratera ulcerosa e formam sobretudo uma película superficial**. Todas elas são importadas e não estão disponíveis para o consumidor em geral, são caras e são compradas a dinheiro. Uma **desvantagem significativa** é o facto de **estes polímeros serem estranhos ao corpo humano.**

Era necessário um aplicador que não apresentasse as desvantagens acima referidas. Tendo em conta o sintoma clínico de Bergman - desaparecimento das sensações de dor na região epigástrica, que acompanha a exacerbação da úlcera péptica em caso de hemorragia da úlcera, foi decidido utilizar o autoblood como aplicador. De acordo com os cálculos preliminares, não deveria apresentar desvantagens características dos polímeros.

Para este efeito, realizámos um estudo científico em duas direcções: a utilização da auto-hemoplicação endoscópica (EAGA) de úlceras em doentes com formas complicadas de úlceras gástricas e duodenais e a EAGA em combinação com a irradiação laser de baixa intensidade (LILO) de úlceras em doentes com úlceras duodenais crónicas não complicadas em combinação com a terapia antiulcerosa padrão nas condições da policlínica consultiva de V.Vakhidov RSRC.

O estudo foi realizado em 273 doentes com úlcera péptica do estômago e do duodeno. Todos os doentes tinham úlceras duodenais crónicas "activas" verificadas endoscopicamente com um quadro clínico pronunciado da doença. Foram diagnosticados 112 doentes com úlcera duodenal crónica de evolução complicada, que foram submetidos a tratamento cirúrgico, tendo sido realizada EAGA da úlcera para preparação pré-operatória no hospital. E 161 doentes sofriam de úlcera duodenal crónica sem complicações, que foram tratados em regime ambulatório nas condições da policlínica de consulta do centro. Dos 112 doentes que foram tratados no hospital, 106 foram operados.

Um terço dos doentes apresentava um nível de secreção gástrica "hipersecretor" (MIC-I,96+0,89 mmol/l, MPCins 16,93+1,37 mmol/l, MPChist-27,0+1,86 mmol/l). A julgar pelas características clínicas e funcionais dos doentes deste grupo, estes deveriam também apresentar infiltrados inflamatórios periulceróticos de grandes dimensões, tal como os doentes do grupo de controlo.

161 doentes com úlceras duodenais não complicadas foram submetidos a uma auto-hemoplicação endoscópica no âmbito de uma terapia anti-úlcera, incluindo a irradiação laser de baixa intensidade da úlcera através do

endoscópio, em regime ambulatório e sem tratamento cirúrgico.

Técnica de realização de auto-hemoplastia endoscópica e
irradiação laser de úlceras duodenais:

Posição do doente no "lado da úlcera". A gastroduodenoscopia do esófago é efectuada da forma habitual. Injeção rápida com uma seringa previamente retirada da veia do cotovelo do doente numa quantidade de 5-6 ml. visando a cratera da úlcera. O endoscópio é retirado. O doente não muda de posição durante 8-10 minutos. Comer após 0,5-1 hora.

A irradiação da úlcera com laser de baixa intensidade foi efectuada de acordo com a metodologia geralmente aceite no Centro Republicano de Laser (Y.I. Kalish, R.A. Sadykov, K.I. Makarov, A. Khalmuratov, 1994). Equipamento laser utilizado: Laser de gás hélio-néon "LG-75".

- o comprimento de onda de emissão é de 633 nm;
- potência máxima de saída - 20;
- a radiação é contínua;

Laser de arsenieto de gálio-gálio de semicondutores com padrões. 11210

- o comprimento de onda de emissão é de 890 nm;
- potência de saída de 1 a 10 W (em impulsos); -radiação pulsada (taxa de repetição de impulsos de 80,150,300,600,1500,3000 Hz);
- duração do impulso laser - 70 x 10-9 s;
- potência média de impulso - 0,1 a 1 mW.

A eficácia da aplicação clínica da auto-hemoplicação endoscópica da úlcera no período pré-operatório e no tratamento complexo de doentes com úlceras duodenais crónicas foi avaliada através da observação dinâmica das manifestações clínicas da úlcera péptica, da endoscopia de controlo em doentes ambulatórios, bem como da revisão intra-operatória com estudo macroscópico das preparações gástricas removidas e estudos morfológicos da úlcera em doentes operados.

RESULTADOS DO TRATAMENTO CIRÚRGICO DE DOENTES COM ÚLCERAS DUODENAIS CRÓNICAS APÓS PREPARAÇÃO PRÉ-OPERATÓRIA COM RECURSO A ENDOSCOPIA AUTOHEMOAPPLICAÇÃO

No grupo investigado de doentes (112) com úlceras duodenais crónicas complicadas "activas" que sofriam de síndrome de dor severa, nos quais foi realizada a auto-hemoplicação endoscópica da úlcera no hospital, foram obtidos os seguintes resultados.

A maioria dos doentes sofria de síndroma de dor grave em resultado da penetração da úlcera. Os analgésicos não narcóticos não ajudaram ou aliviaram a dor durante um curto período de tempo. Imediatamente após a DGAE da úlcera, a dor diminuiu em todos os doentes. Posteriormente, os doentes tomaram alimentos dietéticos e foram examinados como habitualmente (estudo da secreção gástrica, exame radiológico gastrointestinal). Não receberam qualquer terapêutica antiulcerosa. Em 104 doentes (92,8%), no prazo de 5-6 dias (antes da operação), não se registou recorrência da dor. Em 2 doentes em dois e em 6 doentes em três dias após a DGAE da úlcera, as dores voltaram a aparecer, mas localizavam-se apenas na região epigástrica, não irradiavam e eram menos intensas - segundo a expressão dos doentes "toleráveis", facilmente aliviadas por analgésicos não narcóticos ou pela ingestão de alimentos. Um doente repetiu a EAGA da úlcera após 3 dias, a seu pedido. A título de exemplo, apresentam-se as seguintes observações:

Paciente III, 52 anos de idade. História do caso N-253. Diagnóstico: Úlcera péptica do estômago e do duodeno. Úlceras crónicas em "beijo" da parede anterior-superior e posterior-inferior do bolbo duodenal em fase de exacerbação. Estenose subcompensada infiltrativa por úlcera. Foi admitido em 15.01.93 com queixas de dores fortes na região epigástrica, de carácter quase constante, que aumentam com o estômago vazio, sobretudo à noite, irradiando para as costas, náuseas, vómitos no auge das dores, sono de má qualidade, perda de peso. Está doente há 30 anos. Exacerbações anuais na primavera e no outono. Recentemente, as dores no epigástrio aumentaram, tornaram-se independentes da ingestão de alimentos, irradiação para as costas. A ingestão de alimentos não alivia as dores. Terapia conservadora sem efeito. Objetivamente: Estado geral de gravidade média. A alimentação é inferior à média. No epigástrio, palpatoriamente, nota-se dor acentuada e rigidez muscular. EGDFS: mucosa do terço médio e inferior do esófago com sinais de inflamação catarral. O anel cardíaco está aberto. O estômago está vazio, o relevo das pregas é normal. A mucosa é gastrítica. A porteira está fechada, transitável. O bulbo do duodeno está cicatrizado e deformado, há úlceras crónicas de até 1,5 x 1,0 cm, cobertas de placa cinzenta nas paredes ântero-inferior e póstero-superior. Fluoroscopia de raios X; Esófago, cárdia, bexiga gástrica não estão alterados. O estômago é baixo, descido para a pequena pélvis. As pregas da mucosa são largas, lavadas com muco, os contornos são lisos, elásticos. O peristaltismo é expresso. A porteira é transitável. O bolbo do duodeno é reduzido em tamanho, deformado, irritado, um "ponto de contraste" é determinado na saída. A secção aboral está deformada, estreitada. A ansa duodenal não tem características. A evacuação do estômago é retardada: em 3 horas, 60% do contraste está no estômago, em 7 horas - 15%. Conclusão: Estenose subcompensada cicatricial-ulcerosa do bolbo duodenal. Secreção gástrica: CBO - 8,44 mEq/h, MPCins 20,66 mEq/h, MPCgis - 24,75 mEq/h. O curso da doença na enfermaria com uma síndrome de dor pronunciada.

O doente não dorme bem devido às dores. Durante a noite, necessita constantemente de analgésicos. Lavagem gástrica diária à noite. Em 19.01.93g. Foi efectuada uma EAGA da úlcera. Imediatamente após o procedimento, a dor parou. Não houve queixas até 25.01.93. O sono era normal. Em 25.01.93. cirurgia - ressecção gástrica de acordo com Bilroth-1 na modificação de L.G.Khachiev. A úlcera na parede superior-posterior penetrou no pâncreas e no ligamento hepático-duodenal. Infiltrado ulceroso até 2-2,5 cm de diâmetro. O bolbo está coberto por aderências planas densas. Não há edema reativo. Os tecidos não estão tensos. Macropreparação: Úlcera em cratera da parede posterior-inferior com uma superfície "lisa", coberta de fibrina, com as dimensões de 1,0 x 0,8 cm.

Questão: Como se explica a diminuição da "atividade" da úlcera e a diminuição do tamanho do infiltrado inflamatório à sua volta? Em estudos histológicos das preparações de úlceras removidas durante a operação de ressecção gástrica, nas quais se verificou uma diminuição acentuada do grau de infiltração inflamatória, foi encontrada a acumulação de elementos formadores de sangue nas lacunas intersticiais da parede da úlcera (Fig. 39).

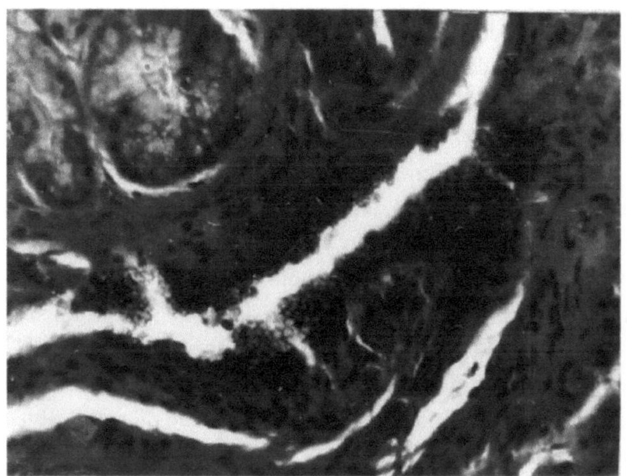

Fig. 39. A parede de uma úlcera duodenal crónica. Elementos sanguíneos formados nas fendas intersticiais. CM. coloração com hematoxilina-eosina. Eq. 300.

Assim, os resultados do estudo morfológico das preparações da úlcera duodenal removida provaram que a razão da redução da "atividade" da úlcera crónica e do grau de infiltração inflamatória dos tecidos à sua volta é a oclusão dos microcanais da parede da úlcera pelos elementos formados pelo sangue (microtrombos), levando à cessação da infiltração do suco gástrico através deles na espessura da parede duodenal.

Paciente X., 34 anos de idade. História do caso N-634. Diagnóstico: Úlcera péptica do estômago e do duodeno. Úlcera crónica da parede anterior-superior do bolbo duodenal em fase de exacerbação, complicada por penetração no ligamento hepático-duodenal. Foi admitido em 5.02.93 com queixas de dor constante intolerável na região epigástrica com irradiação para a metade direita do tórax, região lombar, azia, náuseas, vómitos após as refeições no auge da dor, sono de má qualidade, perda de peso. Está doente há 10 anos. Nos últimos 10 dias, as dores tornaram-se insuportáveis. A doente está a ser observada na enfermaria. Não dorme, rola no chão, necessita de injeção de medicamentos. A administração intravenosa de baralgin reduz a síndrome da dor durante um curto período de tempo. O abdómen está mole. Não há sintomas de irritação peritoneal nem sinais de doenças cirúrgicas agudas dos órgãos da cavidade abdominal. EGDFS: Úlcera crónica da parede anterior-superior do bulbo duodenal com dimensões de 1x1 cm, com fundo profundo, deformação cicatricial-ulcerosa do bulbo. Fluoroscopia de raios X: deformação cicatricial-ulcerosa do bolbo duodenal com expressão nítida, sem perturbação da evacuação. Duodenostase expressa. Refluxo duodenogástrico. Secreção gástrica: CBO-7,47: MPCi-15: MSHg-19 mEq/h. Em 6.02.93, de manhã, às 9 horas, foi efectuada uma AGA endoscópica. Imediatamente após a aplicação, a dor desapareceu e não voltou a aparecer durante 3 dias. Em 8.02.93, à noite, apareceram dores ligeiras no epigástrio sem irradiação. Nos dias seguintes, com o estômago vazio, as dores ligeiras no epigástrio desapareceram após uma refeição. O sono normalizou-se. Não havia náuseas nem vómitos.

Durante 10 dias o doente nunca pediu anestesia. Em 15.02.93 foi submetido a cirurgia - ressecção de 2/3 do estômago segundo Bilroth-1. Na parede anterior foi encontrado um infiltrado ulceroso de até 1,5 cm de diâmetro. No lado da mucosa havia uma úlcera crónica até 1 cm de diâmetro. Recebeu alta em 12 dias em condições satisfatórias.

Esta observação atesta que a DGAE no período de pré-determinação leva ao desaparecimento dos sintomas clínicos de exacerbação da úlcera e à redução do tamanho da IVP em comparação com doentes semelhantes do grupo de controlo.

Questão: Porquê operar os doentes se a auto-hemorragia endoscópica da úlcera é tão eficaz? A cirurgia em doentes com úlcera péptica é efectuada estritamente de acordo com as indicações e apenas na presença de complicações. Além disso, está indicada em doentes nos quais a terapia conservadora esgotou as suas possibilidades. Mas, com o aparecimento de novos métodos mais eficazes de terapia conservadora, as indicações para o tratamento cirúrgico estão a diminuir. Por exemplo, dos 112 doentes internados no hospital, que estavam programados para tratamento cirúrgico, após o curso da úlcera EAGA, em 6 doentes as indicações para tratamento cirúrgico foram posteriormente retiradas. A razão para a alteração das tácticas de tratamento nestes doentes foi o desaparecimento dos sintomas não só da úlcera em si, mas também das suas complicações (estenose compensada e penetração). No exame endoscópico de controlo, verificou-se uma diminuição do tamanho da úlcera, sinais de cicatrização acelerada, desaparecimento da duodenite concomitante. A observação seguinte pode servir de exemplo: Doente C, 33 anos de idade. História do caso N 283. Deu entrada em 17.01.96 com queixas de dores fortes na região epigástrica de carácter constante, que aumentam com o estômago vazio, sobretudo à noite, com irradiação para as costas, náuseas, vómitos no auge das dores, irritabilidade, fraqueza geral, azia. Está doente há 10 anos. As exacerbações ocorrem anualmente na primavera e no outono. Recentemente, as dores no epigástrio aumentaram, tornaram-se constantes, juntaram-se as náuseas e os vómitos, perdeu 5 kg de peso. Objetivamente: o estado geral é satisfatório. A alimentação é reduzida. Na região epigástrica, a palpação é muito dolorosa. Análise do suco gástrico: CBO - 5,42 mEq/h, MPChist. -23,23 mEq/h. EGDFS - úlceras crónicas em "beijo" das paredes anterior (0,8 x 0,8 cm.) e posterior (0,6 x 0,7 cm.) do bulbo do duodeno com fundo profundo, cobertas de fibrina. Deformação cicatricial-ulcerosa do bolbo com estreitamento do lúmen.

Bulbitis erosiva. Antro-gastrite erosiva. Radiografia fluoroscópica: esófago, cárdia, bexiga gástrica sem alterações. O estômago com a forma habitual, moderadamente ectasiado. O relevo da mucosa está preservado. O peristaltismo está ativo. O bolbo do duodeno está deformado, são determinados dois pontos de contraste persistentes. A evacuação do estômago é retardada: em 3 horas - 50% de contraste no estômago, em 7 horas - vestígios de contraste. O doente foi diagnosticado com úlcera gástrica e duodenal. Úlceras crónicas em "beijo" das paredes anterior e posterior do bulbo do duodeno, com penetração e estenose subcompensada de carácter cicatricial-ulceroso. A EAGA da úlcera foi realizada três vezes no paciente como preparação pré-operatória no complexo de terapia anti-úlcera em 23-26- 29. 01.96. Imediatamente após a primeira EAGA, a dor diminuiu. O sono da doente normalizou e o seu bem-estar melhorou. Uma semana depois, os sinais de estenose desapareceram. Em 08.02.96, no EGDFS de controlo, observou-se uma cicatrização completa de ambas as úlceras duodenais. A doente teve alta para casa em condições satisfatórias.

Assim, as observações clínicas mostraram que o método de AGA endoscópica da úlcera por nós proposto alivia imediata e completamente a síndrome da dor na maioria dos doentes com úlcera gástrica e duodenal e, ao contrário de outros métodos de terapia local e geral, por um período de tempo mais longo. A dor apareceu em 5,3% dos pacientes após 23 dias, menos intensa, de curta duração, sem irradiação e facilmente gerida com alimentos ou analgésicos não narcóticos em série. A maioria dos doentes não necessita de analgésicos. A utilização deste método aumenta significativamente a eficácia da terapêutica antiulcerosa. Os doentes melhoram rapidamente o seu bem-estar, normalizam o sono e, em geral, a qualidade da preparação pré-operatória é melhorada. A aplicação de autoblood reduz num curto período de tempo a atividade da úlcera duodenal crónica, acelera o início da remissão, reduz o tamanho da úlcera e o grau de infiltração inflamatória à sua volta. Em alguns casos, promove a cicatrização acelerada da úlcera. A AGA endoscópica preenche todos os requisitos: é segura, a técnica é simples, uma vez que não requer uma preparação prévia da superfície da úlcera e, se não for possível direcionar rigorosamente a aplicação de sangue na úlcera, é permitido irrigar a cavidade do bolbo do duodeno com sangue. Não há perigo de estragar o endoscópio. E a vantagem mais importante deste método é o facto de o sangue retirado da veia do doente ainda estar quente e no estado líquido. A margem de tempo disponível antes da formação de um coágulo é uma condição importante para a penetração do sangue nas microcavidades na superfície da cratera da úlcera e nos microcanais à volta da úlcera crónica com a subsequente coagulação. Para além de tudo isto, o facto de ser "gratuito" e estar sempre disponível tem uma importância considerável.

Avaliação morfológica da eficácia da auto-hemoplicação endoscópica da úlcera duodenal crónica no período pré-operatório.

Questão: Já comparou os resultados dos estudos morfológicos das úlceras em doentes preparados para a cirurgia pelos métodos tradicionais e naqueles que foram submetidos à auto-hemoplicação endoscópica das úlceras no período pré-operatório? Sim, claro que sim. Para objetivar a eficácia da auto-hemoplicação endoscópica da úlcera no pré-operatório, estudámos as características estruturais das úlceras crónicas "activas" do estômago e do duodeno em doentes preparados para a cirurgia por métodos tradicionais (grupo de controlo) e após auto-hemoplicação endoscópica da úlcera (grupo principal).

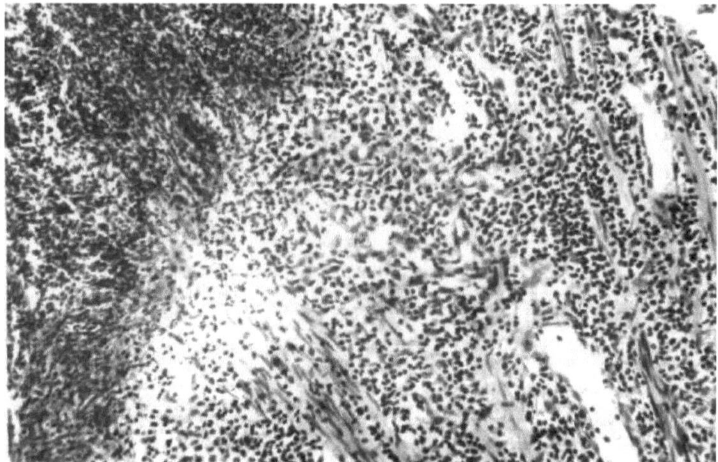

Fig. 40. Fundo do defeito da úlcera duodenal num doente do grupo de controlo (biopsia N-5153-5162 de 1990). CM. corada com hematoxilina-eosina. Tamanho 10x10

Os estudos realizados mostraram que, nos doentes que não receberam aplicação endoscópica de auto-hemorragia no período pré-operatório, o fundo dos defeitos das úlceras estava coberto por uma camada de detritos teciduais constituída por restos de células mortas, fios de fibrina, microrganismos e um grande número de neutrófilos.

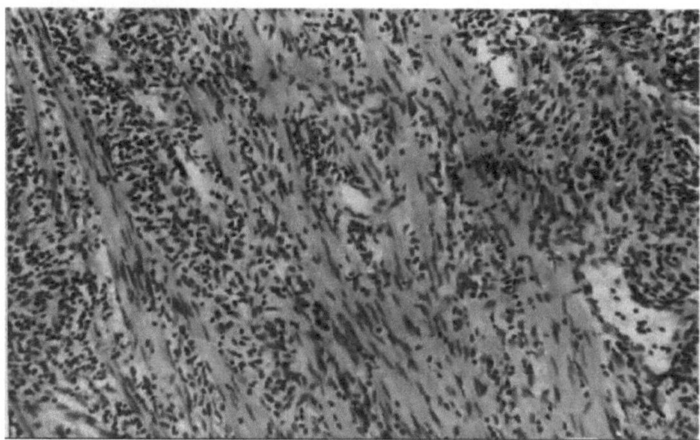

Fig.41. Abundante infiltração leucocitária dos espaços intermusculares por leucócitos neutrófilos do fundo de uma úlcera duodenal crónica num doente do grupo de controlo (biopsia N-5153-5162 de 1990). CM. Coloração com hematoxilina-eosina. Tamanho.10x10.

leucócitos polimorfonucleares, delimitando a camada de detritos teciduais do tecido do leito da úlcera (Fig.40). A base do tecido do leito da úlcera era um tecido de granulação representado por fibroblastos de diferentes graus de diferenciação e capilares sanguíneos de paredes finas.

A presença de um infiltrado celular abundante nas camadas de tecido conjuntivo entre os vasos sanguíneos, constituído principalmente por leucócitos polimorfonucleares neutrófilos, era caraterística. O infiltrado inflamatório descrito também foi observado na

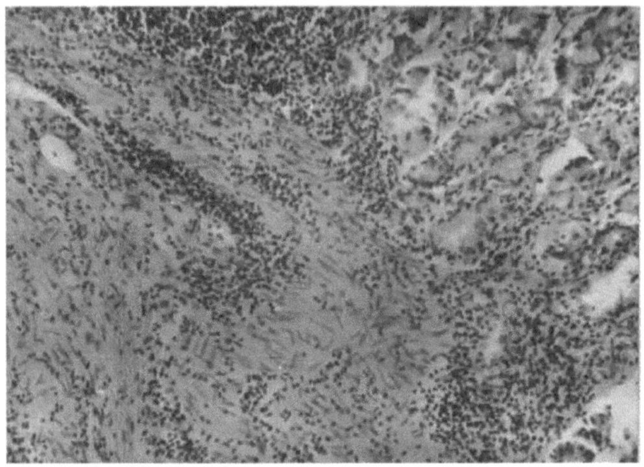

Fig. 42. Margem da úlcera duodenal de um doente do grupo de controlo.

Infiltração leucocitária proeminente da mucosa e da camada submucosa. (Biópsia N-
1225-1227 de 1990). CM. Coloração com hematoxilina-eosina. Eq. 10x10.

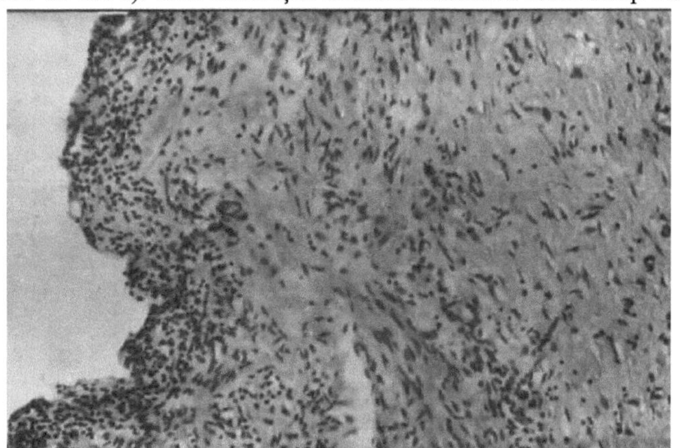

Fig. 43. Infiltração leucocitária do peritoneu da base do tecido conjuntivo em redor de uma úlcera duodenal crónica de um doente de controlo (Biópsia 4909-4919 de 1990). SM. okr. Hemotoxilina e eosina. Tamanho.10x10.

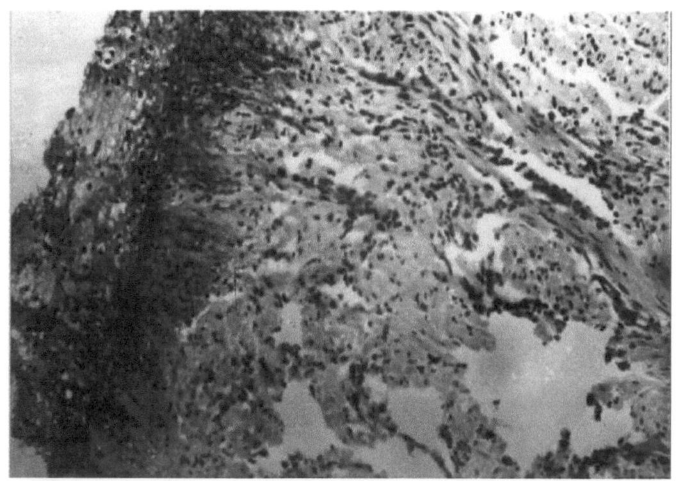

Fig. 44. Ulceração crónica da DGJ bulbosa após EAGA. Presença de trombo no fundo da úlcera e formações sanguíneas nas microcavidades da parede da úlcera.

CM. Hematoxilina-eosina. Tamanho.100

Partes mais profundas do pavimento da úlcera, em particular, nas partes preservadas da bainha média, entre grupos de células musculares lisas (Fig.41). Havia sinais de epitelização ao longo do bordo do defeito da úlcera devido à epitelização de células epiteliais no fundo da úlcera. Ao mesmo tempo, assim como no fundo da úlcera, havia um infiltrado inflamatório acentuado representado por leucócitos neutrófilos e células linfóides (Fig.42). Nas áreas da mucosa duodenal adjacentes à zona de defeito da úlcera, revelaram-se os fenómenos de duodenite crónica. Em alguns casos, o infiltrado inflamatório ocorreu na serosa do intestino, longe da projeção da úlcera (Fig.43).

No grupo principal de doentes foram efectuados estudos morfológicos de preparações de úlceras duodenais removidas em diferentes períodos (de 1-2 dias a 1 semana) após uma única auto-hemoaplastia endoscópica. Ao microscópio de luz, 1-2 dias após a EAGA, a estrutura morfológica das úlceras quase não difere das úlceras dos doentes do grupo de controlo. Há uma infiltração acentuada do tecido do fundo da úlcera com leucócitos polimorfonucleares neutrófilos, indicando um grau significativo de inflamação em todas as camadas da parede duodenal perto do defeito da úlcera. Mas, na maioria dos casos, há uma ligeira diminuição do grau de edema intersticial. Na superfície da cratera da úlcera, nota-se a presença de trombos (Fig. 44), a penetração de formações sanguíneas (principalmente eritrócitos) nas microcavidades da parede da úlcera (Fig. 45). Há uma acumulação de formações

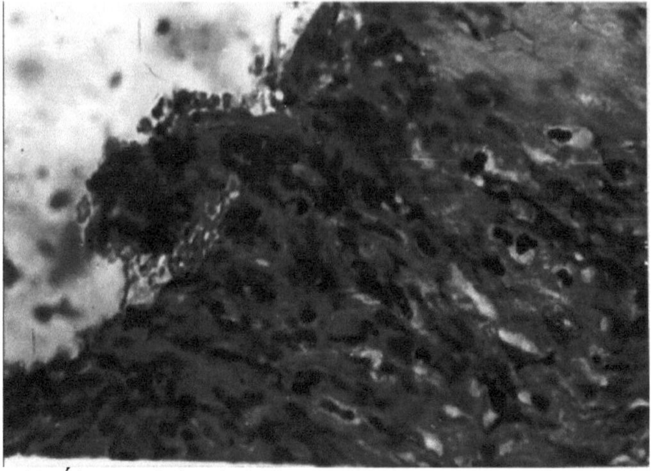

Fig. 45. Úlcera crónica do bolbo do ADN após EAGA. Penetração de formações sanguíneas nas microcavidades da parede da úlcera. CM. Coloração com hematoxilina-eosina. Eq.400.

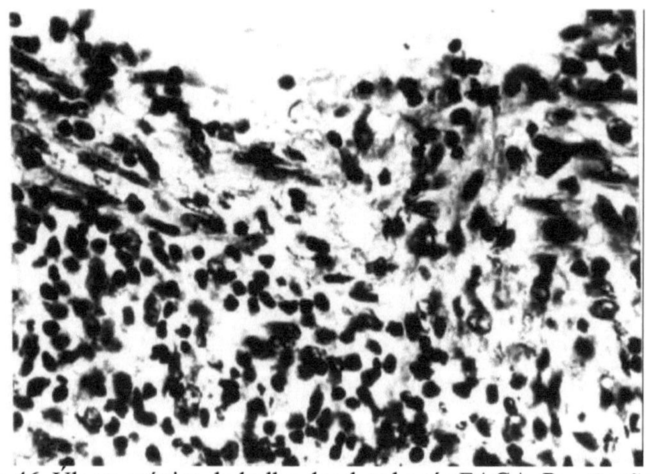

Fig. 46. Úlcera crónica do bulbo duodenal após EAGA. Penetração de formações sanguíneas em microcavidades da parede da úlcera. CM. Coloração com hematoxilina-eosina. Eq.400

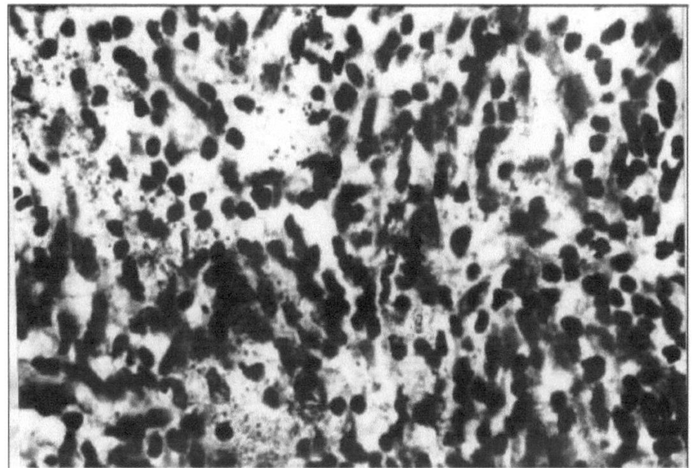

Fig.47. Úlcera crónica do bulbo duodenal após EAGA. Presença de elementos sanguíneos em microcavidades das camadas profundas da parede da úlcera. CM. Coloração com hematoxilina-eosina.
Eq.400.

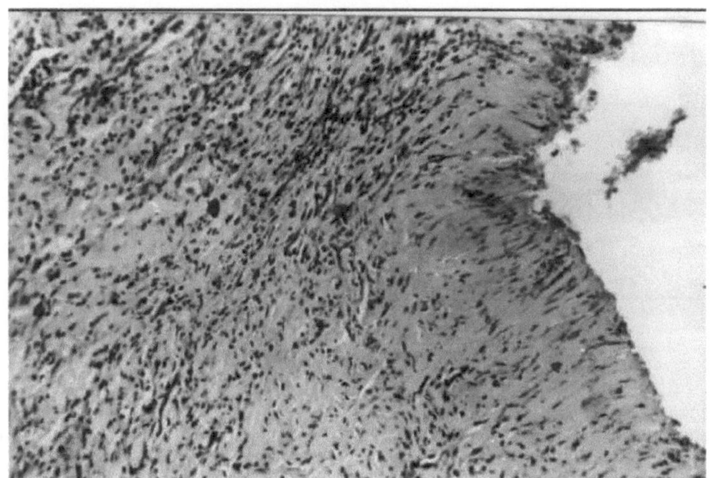

Fig. 48. Fundo do defeito da úlcera duodenal após auto-hemo aplicação endoscópica.
Ausência de elementos detríticos nos tecidos, infiltração leucocitária acentuada e edema intersticial de grau reduzido. (Biópsia N-466-469 de 1993). Coloração com hemotoxilina-eosina. Eq. 1 Oh 10.

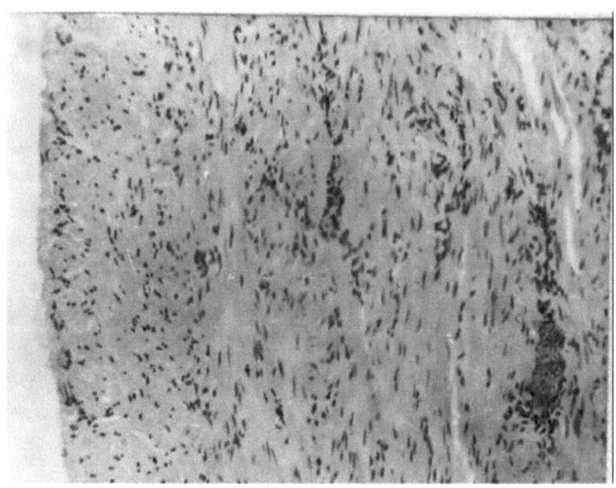

Fig. 49. Peritoneu na projeção do defeito da úlcera duodenal. Ausência de infiltrado inflamatório acentuado. (Biopsia N-980-984 de 1993). CM. Coloração com hematoxilina-eosina. UvLOhY.

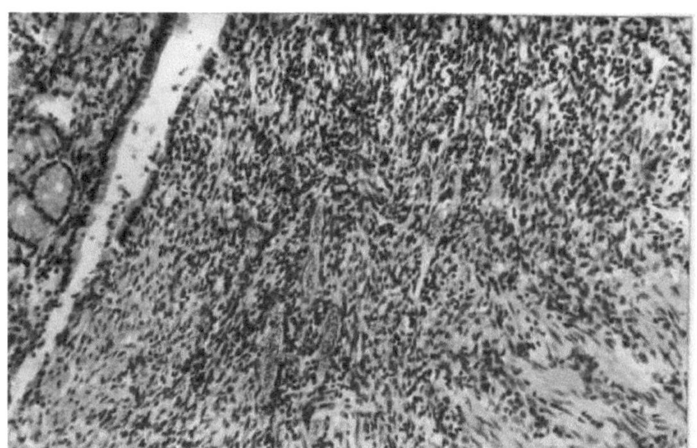

Fig. 50. Epitelização do bordo do defeito da úlcera duodenal após auto-hemo aplicação endoscópica. (Biopsia N-980-984 de 1993). CM. Coloração com hematoxilina-eosina. Eq. 10x10.

Elementos sanguíneos não só na vizinhança imediata das zonas das áreas ulceradas (Fig.46), mas também em áreas mais distantes da mesma (Fig.47). Estudos morfológicos de úlceras duodenais crónicas uma semana após a sua auto-aplicação endoscópica única mostram que em todos os casos há uma diminuição significativa do grau de infiltração inflamatória do tecido do fundo da úlcera. Ao mesmo tempo, praticamente não há elementos de detritos de tecido na superfície do fundo das úlceras, o rolo leucocitário é fraco ou não é expresso de todo (Fig.48). A infiltração do tecido do leito da úlcera por leucócitos polimorfonucleares neutrófilos é significativamente reduzida em comparação com o controlo. Verifica-se uma diminuição significativa dos sinais de edema intersticial, devido à qual a largura das lacunas intercelulares diminui com a compactação das filas de células. Os fibroblastos estão localizados entre os feixes de fibras de colagénio e as células musculares lisas, observando-se uma pequena acumulação focal de macrófagos e células linfóides. Os leucócitos neutrófilos são únicos. Nas áreas peritoneais adjacentes à projeção do defeito da úlcera, os fenómenos de inflamação também estão ausentes (Fig.49). A maioria dos doentes deste grupo apresentou uma redução da área do defeito ulceroso em relação à dimensão da úlcera observada durante o exame endoscópico. O exame morfológico destes doentes revelou um crescimento epitelial excessivo no bordo do pavimento da úlcera (Fig. 50).

Questão: Quais são os resultados finais do tratamento cirúrgico de doentes com úlcera péptica com auto-hemoplastia endoscópica pré-operatória de úlcera duodenal crónica? A análise comparativa dos dados clínicos e dos resultados dos estudos morfológicos em doentes operados do grupo de controlo e do grupo principal mostrou o seguinte. Dos 327 pacientes do grupo de controlo, operados após a preparação pré-operatória padrão, 265 pacientes foram diagnosticados com úlcera duodenal crónica "ativa" antes da operação. Durante a operação, verificou-se que todos eles apresentavam infiltrado inflamatório: em 95 doentes (35,85%), o infiltrado da úlcera tinha até 3 cm de tamanho, em 137 doentes (51,7%) tinha 3-5 cm e em 33 doentes (12,45%) tinha mais de 5 cm. Em 30 doentes foi revelada estenose da cicatriz piloroduodenal antes da operação e em 32 doentes foram detectadas úlceras gástricas crónicas. Neste grupo, 299 doentes foram submetidos a ressecção gástrica, um foi submetido a gastroectomia e 27 foram submetidos a vários tipos de vagotomia com operações de drenagem gástrica.

No grupo principal, embora antes da operação se verificasse que todos os doentes tinham uma úlcera crónica "ativa", em 70 doentes (66,04%) o infiltrado da úlcera não excedia 3 cm de diâmetro, em 33 doentes (31,13%) era de 3 a 5 cm. O número de doentes com uma zona ampla de infiltrado inflamatório (mais de 5 cm) à volta das úlceras, em comparação com o grupo de controlo, diminuiu acentuadamente (quadro 11). Esta circunstância, em particular, determinou o método de ressecção gástrica e influenciou o curso do período pós-operatório (Tabela 12). Como se pode ver nesta tabela, no grupo de controlo apenas 11% dos doentes conseguiram completar a ressecção gástrica pelo método Bilroth-1. Na maioria dos doentes deste grupo, foi necessário aplicar uma gastroduodenoanastomose termino-lateral, tendo-se limitado a uma fila de suturas no coto duodenal devido à falta de tecido resultante da excisão de todo o estômago e da parte bulbosa do intestino. No grupo principal, o número de doentes operados pelo método de 1 e 2 Bilroth na variante clássica é quase 1,5 vezes superior ao do grupo de controlo.

Quadro 11

Tamanhos dos infiltrados das úlceras em doentes com úlceras duodenais dos grupos de controlo e principal.

Grupos	Tamanho do infiltrado da úlcera (em cm)					
	Até 3 cm		3-5 cm		Mais de 5 cm	
	Abs.	%	Abs. %		Abs.	%
Controlo (265 doentes)	95	35,85	13751	,70	33	12,45
Após EAGA (106 pacientes)	70	66,04	3331	,13	3	2,83

Quadro 12

Tipos de ressecção gástrica em doentes dos grupos de controlo e principal

Grupos	Tipos de ressecção gástrica			
	Bilroth-1	Bilroth-1m	Bilroth-2	Gastroect.
	Abs %	Abs %	Abs %	Abs %
Controlo 300 doentes)	3311 ,0	194 64,67	7224 ,0	10,33
Após EAGA 106 pacientes)	16 15,09	5350 ,0	3734 ,91	--

A classificação das complicações pós-operatórias de O.V.Milonov et al. (1990) foi utilizada como base para avaliar os resultados imediatos da operação. No grupo de doentes com preparação pré-operatória tradicional, o número de complicações pós-operatórias precoces ascendeu a 24,90% (Tabela 13). Ao avaliarmos os resultados imediatos da ressecção gástrica, prestámos especial atenção à frequência de complicações como suturas insuficientes do coto duodenal e da ADG, pancreatite pós-operatória, anastomosite com gastrostase subsequente. Julgamos que a razão da sua ocorrência, para além, naturalmente, de erros técnicos, é a presença de grandes úlceras duodenais e acentuado infiltrado inflamatório à sua volta, o que aumenta o grau de traumatização da parede duodenal e do pâncreas, a necessidade de mobilização excessiva do intestino, a sutura da parede intestinal inflamada, etc. O peso específico destas complicações ascendeu a 63,7%. A insuficiência de sutura do coto duodenal foi de 1,37%, a GDA de 1,32%. A pancreatite pós-operatória foi observada em 6 doentes (2%).

Como é sabido, após a cirurgia gástrica no pós-operatório mais próximo surgem perturbações motoras e evacuadoras associadas, em regra, a anastomosite e gastrostase. A frequência destas complicações está intimamente relacionada com o tipo de cirurgia, a técnica de anastomose, o material de sutura e, evidentemente, depende da gravidade do infiltrado inflamatório do duodeno e da parede do estômago no resultado. No grupo de controlo de doentes, estas complicações foram observadas em 15,67% dos casos. O número médio de dias de cama após a operação neste grupo foi de 21,5 _+ .2,6. A duração média do internamento pós-operatório no grupo de controlo foi de 14,5 + 3,34 dias de cama.

No grupo de doentes em que a auto-hemoplicação endoscópica da úlcera duodenal foi incluída no complexo de preparação pré-operatória, verificou-se uma diminuição significativa das complicações pós-operatórias precoces - 14,13% (Tabela 14). O número das chamadas complicações "específicas" da ressecção gástrica, como a pancreatite pós-operatória e a anastomosite, diminuiu significativamente. Não se observou inconsistência na sutura dos cotos da DGJ e da GDA. Isto resultou numa diminuição acentuada do número de dias de cama no pós-operatório (12,89 _+ .2,78).

Quadro 13

Complicações pós-operatórias precoces após ressecção gástrica nos doentes do grupo de controlo (300 doentes)

Não.	**Complicações pós-operatórias**	**Abs. Qtd.**	**%**	
1.	Peritonite pós-operatória (secundária)	3		1
2.	Abcessos intra-abdominais e retroperitoneais pós-operatórios			
	- abcesso subdiafragmático			
	- abcessos da bolsa omental			
	- abcessos hepáticos piogénicos			
	- abcessos pélvicos			
	- abcessos intestinais			
	- abcessos retroperitoneais e flegmões			
3.	Complicações da ferida:			
	- infiltrados inflamatórios	5	1,67	
	- supuração da ferida pós-operatória	7	2,23	
	- eutentações pós-operatórias			
	- fístulas de ligadura	3	1	
	- seromas	-	-	
4.	Obstrução intestinal pós-operatória	-	-	
5.	Hemorragia pós-operatória:			
	- da ferida da parede abdominal			
	- na cavidade abdominal e no tecido retroperitoneal	4	1,33	
	- cavidades e quistos purulento-sépticos			
	- do trato gastrointestinal			
6.	Pancreatite pós-operatória	6		2
7.	Fístulas intestinais externas pós-operatórias			
8.	Complicações broncopulmonares pós-operatórias:			
	-traqueobronquite aguda			
	pneumonia pós-operatória			
	-atelectasia			
	pleurisia pós-operatória			

-pulmão de choque
9. Situações críticas em cirurgia abdominal:
-insuficiência cardiovascular
-edema pulmonar
-enfarte do miocárdio
-choque hemorrágico
-paragem cardíaca súbita
-choque sético
-insuficiência renal aguda
-insuficiência hepática
-Síndrome de aspiração
-Embolia pulmonar.

10. Anastomosite e gastrostase	47	15,67
Total	85	24,90
Letalidade	2	0,67

Quadro 14

Complicações pós-operatórias precoces após ressecção gástrica em pacientes do grupo principal (106 pacientes)

Não. Complicações pós-operatórias	Abs. Qtd.	%
1. Peritonite pós-operatória (secundária)	-	-
2. Abcessos intra-abdominais e retroperitoneais pós-operatórios	-	-
- abcesso subdiafragmático		
- abcessos da bolsa omental		
- abcessos hepáticos piogénicos		
- abcessos pélvicos		
- abcessos intestinais		
- abcessos retroperitoneais e flegmões		
3. Complicações da ferida:		
- infiltrados inflamatórios	2	1,88
- supuração da ferida pós-operatória	3	2,88
- eutentações pós-operatórias	-	-
- fístulas de ligadura	1	0.94
- seromas	-	-
4. Obstrução intestinal pós-operatória	-	-
5. Hemorragia pós-operatória:		
- da ferida da parede abdominal		
- na cavidade abdominal e no tecido retroperitoneal		
- cavidades e quistos purulento-sépticos		
- do trato gastrointestinal		
6. Pancreatite pós-operatória	1	0.94
7. Fístulas intestinais externas (biliares) no pós-operatório.		
8. Complicações broncopulmonares pós-operatórias: - traqueobronquite aguda		
- pneumonia pós-operatória	3	2,82

- atelectasia
- pleurisia pós-operatória
- pulmão de choque

9. Situações críticas em cirurgia abdominal: - insuficiência cardiovascular
   - edema pulmonar
   - enfarte do miocárdio
   - choque hemorrágico
   - paragem cardíaca súbita
   - choque sético
   - insuficiência renal aguda
   - insuficiência hepática
   - síndrome de aspiração
   - embolia pulmonar

10. Anastomosite e gastrostase	5	4,70
Total	15	13.67
Letalidade	-	-

Acreditamos que a diminuição da incidência de complicações pós-operatórias precoces da ressecção gástrica, especialmente complicações como a falha da sutura do coto duodenal e da ADG, a pancreatite pós-operatória, pancreatite pós-operatória, anastomosite e hemorragia intra-abdominal está associada a uma diminuição significativa do tamanho e da gravidade do infiltrado inflamatório periulceroso após a aplicação endoscópica de úlcera duodenal "ativa" com autoblood, levando à cessação da infiltração agressiva de suco gástrico através da úlcera na espessura da parede duodenal.

Assim, a experiência de tratamento cirúrgico de doentes com úlceras duodenais crónicas "activas" com aplicação de auto-hemoplastia endoscópica da úlcera no período pré-operatório mostrou o seguinte:

- imediatamente após a auto-hemoplastia endoscópica da úlcera, o estado geral dos doentes melhora; a síndrome da dor desaparece, o sono normaliza, o bem-estar melhora.

- numa semana, verifica-se uma diminuição do grau de infiltração inflamatória em torno das úlceras duodenais crónicas e uma diminuição do tamanho da IVP.

- A razão do efeito clínico e do efeito anti-inflamatório do EAGA é a cessação da infiltração do suco gástrico através do defeito da úlcera, em resultado do bloqueio das microcavidades na parede da úlcera por formações sanguíneas.

- A redução do tamanho da IVP reduz a necessidade de mobilização extensa do duodeno, evita a traumatização desnecessária da parede intestinal e dos órgãos circundantes, incluindo o pâncreas.

- Ao remover a úlcera, a ressecção é efectuada fora do infiltrado inflamatório e são colocadas suturas na parede saudável do duodeno.

- As condições para a colocação do GDA e o tratamento do coto duodenal são melhoradas, resultando numa redução de quase duas vezes no número de complicações pós-operatórias precoces na ressecção gástrica.

Questão: A auto-hemoplicação endoscópica pode ser recomendada para o tratamento de doentes com úlcera péptica que não têm indicação para tratamento cirúrgico? Claro que pode. Não pode, mas deve. Apresento-lhes os resultados da aplicação da auto-hemoplicação endoscópica no complexo de tratamento conservador de doentes ambulatórios com úlceras duodenais crónicas. Nas condições da policlínica de consulta do Centro Clínico Republicano do Ministério da Saúde da República do Uzbequistão, 161 doentes com úlceras duodenais crónicas não complicadas foram submetidos a uma auto-hemoplicação endoscópica da úlcera em conjunto com terapia anti-úlcera, incluindo irradiação laser de baixa intensidade da úlcera através do endoscópio. Destes doentes, 126 eram do sexo masculino e 35 do sexo feminino, com um rácio de 3,6:1. Havia 3 doentes com menos de 19 anos de idade, 106 doentes com idades entre os 20 e os 44 anos, 39 doentes com idades entre os 45 e os 59 anos, 11 doentes com idades entre os 60 e os 74 anos e 2 doentes mais velhos. Todos os doentes se candidataram na fase de exacerbação da úlcera péptica com localização da úlcera no duodeno. Destes, 23 doentes recorreram ao tratamento pela primeira vez e os restantes 138 após os cursos de terapia conservadora no local de residência, que foram ineficazes.

Os estudos endoscópicos nestes doentes revelaram o seguinte: a localização da úlcera na parede anterior do bolbo duodenal foi em 31 doentes, na parede superior - em 6 doentes, na parede posterior - em 15 doentes, na parede inferior - em 8 doentes.

A parede anterior-superior foi afetada em 47 doentes, a parede posterior-superior em 17 doentes, a posterior-inferior em 2 doentes e a anterior-inferior em 10 doentes. Num doente, a úlcera estava localizada no anel da porteira. Foram diagnosticadas úlceras de beijo em 17 doentes e 7 doentes tinham uma úlcera na secção pós-bulbar do duodeno.

O tamanho da úlcera em 138 doentes não excedia 1 cm, em 23 doentes tinha um pouco mais de 1 cm de diâmetro. Apenas um doente apresentava uma úlcera crónica da parede anterior-superior do bulbo do duodeno com um tamanho de 2x1 cm. Imediatamente após a primeira auto-aplicação, em 156 doentes, a dor diminuiu e a qualidade de vida melhorou significativamente. Em 5 doentes, embora a dor no epigástrio se tenha tornado menos intensa, não desapareceu completamente. O controlo endoscópico dinâmico demonstrou que, após o tratamento realizado, que consistiu em 3-4 auto-hemoaplicações / em média 3,8/ e 6-7 sessões de LILO da úlcera, em média, em cerca de duas semanas, em 129 doentes houve uma cicatrização completa da úlcera. Em 18 doentes, durante este período, verificou-se uma redução significativa da área do defeito da úlcera e em 7 doentes verificou-se uma remissão clínica caracterizada pelo desaparecimento do infiltrado inflamatório da mucosa duodenal à volta da úlcera e da duodenite concomitante. Em 6 doentes, a cicatrização completa da úlcera ocorreu em 3 semanas, em 1 doente - em 4 semanas. Dos 161 doentes, 5 doentes que não apresentaram uma melhoria clínica completa foram hospitalizados e operados após uma (3) e duas (2) sessões de EAGA numa semana. Todos eles foram submetidos a ressecção de 2/3 do estômago.

Estudos morfológicos de material de biópsia durante gastroduodenofibroscopias repetidas e úlceras removidas dos doentes operados mostraram que, após o curso de EAGA em combinação com terapia laser, também foram observadas algumas diferenças estruturais na morfologia das úlceras duodenais crónicas em comparação com as do grupo de controlo. Verificou-se que a camada de detritos de tecido que cobria o fundo das úlceras não cicatrizadas era muito mais fina ou estava ausente, a infiltração de todas as camadas da úlcera com leucócitos polimorfonucleares neutrófilos foi significativamente reduzida e o eixo leucocitário estava praticamente ausente (Fig. 51).

O grau de infiltração inflamatória diminuiu nos tecidos profundos do pavimento da úlcera. Baseava-se em macrófagos e células linfóides. Os leucócitos polimorfonucleares neutrófilos foram detectados em quantidade insignificante (Fig.52). Os vasos sanguíneos estavam cheios de sangue, o que é uma reação do canal microcirculatório à exposição ao laser. Nas áreas peritoneais localizadas na projeção do defeito da úlcera e nas secções vizinhas, os fenómenos de inflamação também estavam presentes e foram reduzidos em comparação com o grupo de controlo (Fig.53). A epitelização completa do fundo do defeito da úlcera foi observada na maioria dos doentes no exame histológico (Fig. 54).

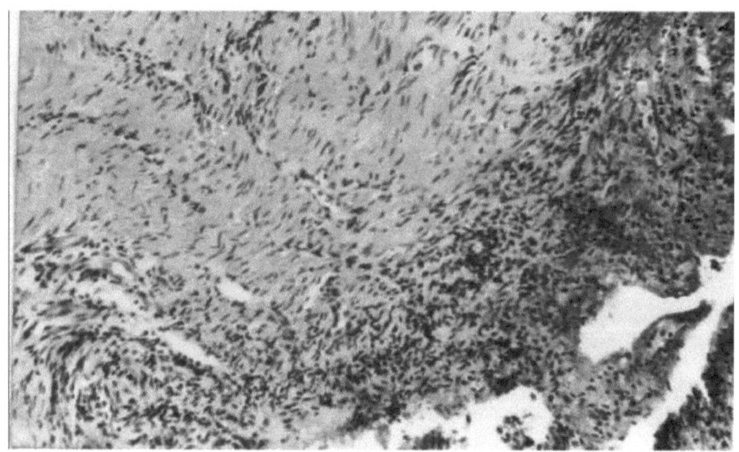

Fig.51. Fundo de úlcera duodenal após EAGA e laserterapia. Diminuição da espessura da camada de detritos tecidulares e do grau de infiltração leucocitária. (Biopsia N-9213-9219 de 1991). CM. Coloração com hematoxilina-eosina. SizelOxlO.

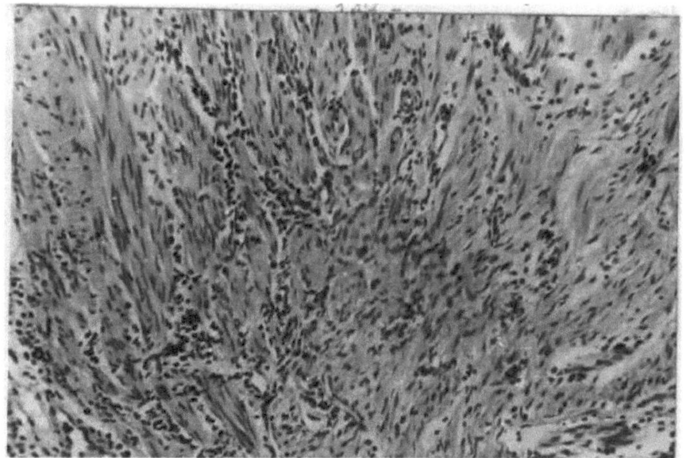

Fig. 52. Revestimento médio da parede duodenal na área do assoalho da úlcera. Ausência de infiltração leucocitária acentuada entre os feixes de células musculares lisas. (Biópsia N-106-116 de 1991). CM. Coloração com hematoxilina-eosina. Eq. 10x10.

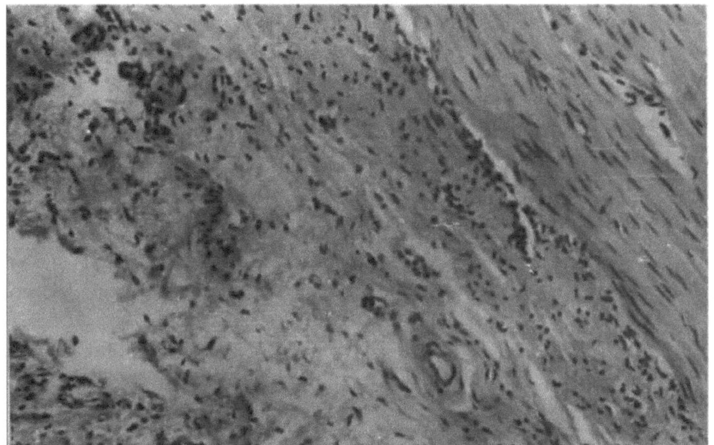

Fig. 53. Peritoneu na projeção do defeito da úlcera duodenal. Ausência de infiltrado inflamatório acentuado. (Biópsia N-9213-9219 de 1991). Hematox. - eosina. Tamanho 10x10.

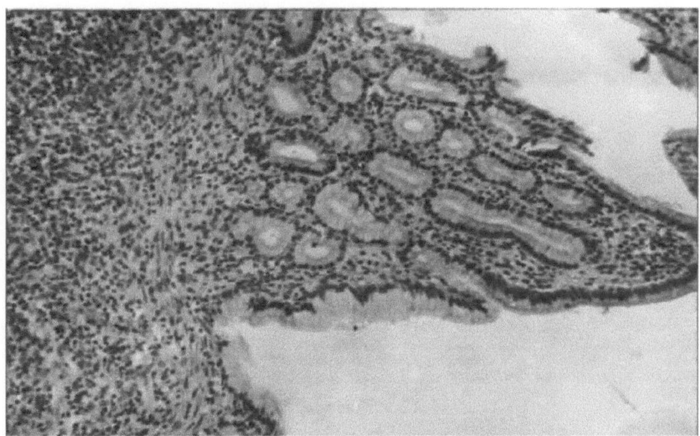

Fig.54. Zona de epitelização do defeito da úlcera duodenal. intestino. (Biopsia N-323 8-3244 datada de 1991). CM. Coloração de hematoxilina-eosina. eosina. Uv.10x10.

Assim, no grupo de doentes com úlcera péptica (com úlceras duodenais crónicas na fase de exacerbação), nos quais não havia indicações para tratamento cirúrgico, a aplicação combinada de EAGA e NILI em 80,12% dos casos levou à cicatrização completa da úlcera em 2 semanas, em média. Em 4,35% dos doentes, a cicatrização da úlcera ocorreu em 3 a 4 semanas após o início do tratamento. Em 11,18% dos doentes verificou-se uma redução significativa da área da úlcera e apenas em 4,35% dos doentes, embora se tenha observado o desaparecimento dos sintomas clínicos da doença, o tamanho da úlcera não se alterou. A experiência de utilização do EAGA e da úlcera NILO demonstrou a conveniência da sua aplicação combinada como método independente de tratamento de formas não complicadas de úlcera gástrica e duodenal com localização da úlcera duodenal, e no complexo de preparação pré-operatória em doentes com prováveis úlceras duodenais "difíceis".

PRINCIPAIS CONCLUSÕES E
RECOMENDAÇÕES PRÁTICAS

Em princípio, a nossa conversa terminou aqui, pois cada interlocutor tem o direito de tirar as suas próprias conclusões, incluindo eu. Permitam-me que as diga. Ficarei imensamente satisfeito se as apoiarem. Em caso de desacordo, peço-lhe humildemente que me perdoe por ter ocupado em vão algum do seu precioso tempo. As afirmações que se seguem referem-se principalmente a questões gerais sobre a úlcera gástrica e duodenal.

1 . A úlcera péptica do estômago e do duodeno é uma unidade nosológica independente com o seu próprio quadro clínico e evolução caraterística. A sua divisão em doença ulcerosa péptica e doença ulcerosa duodenal distorce a essência desta patologia, uma vez que as lesões do duodeno e o processo ulcerativo do estômago são fases ou componentes de uma única doença e não unidades nosológicas independentes. Uma designação aceitável para esta doença é DOENÇA POPULAR DO ESTÔMAGO E DO DUENADCATIPERSTONE.

2 . Também não é lógico compartimentar esta doença em úlceras juvenis, induzidas por medicamentos, hepatogénicas ou pépticas, com exceção da síndrome de Zollinger-Ellison, da ulceração gástrica e duodenal na doença de Cushing e do hiperparatiroidismo.

3 . A úlcera péptica é um processo patológico complexo sob a forma de uma resposta inadequada do corpo humano, especialmente do seu sistema digestivo, em resposta à inanição dos tecidos resultante do stress do sistema endócrino ou de deficiências nutricionais, acompanhada de ulceração do estômago e da parte inicial do duodeno.

4 . O aparecimento e o desenvolvimento da úlcera péptica são totalmente explicados do ponto de vista da teoria trófica. As teorias inflamatória, neurogénica, neurotrófica, córtico-visceral, do refluxo, péptica e da desadaptação ao stress não podem pretender ser universais, uma vez que cada uma delas explica ou tenta explicar um elo distinto, e o das alterações locais, na complexa cadeia patogénica da ulcerogénese. As teorias do reflexo nervoso, infecciosas, vasculares e mecânicas não revelam a patogénese da úlcera péptica e são mesmo insustentáveis para explicar as causas e os mecanismos locais da ulcerogénese. A participação do Helikobacter pylori no processo de ulcerogénese local tem de ser esclarecida.

5 . A úlcera péptica é uma doença polietiológica. Os factores etiológicos são de origem exógena e endógena e, de acordo com o mecanismo de realização, dividem-se em três grupos. Os primeiros são realizados através da

hiperfunção das glândulas endócrinas correspondentes e do aumento do metabolismo, os segundos - por deficiência nutricional, os terceiros têm um mecanismo de ação duplo. Para além dos factores ulcerogénicos geralmente reconhecidos, a sobrecarga física ou mental excessiva, à qual os clínicos não têm prestado atenção, é de grande importância.

6 . A doença está sujeita a uma patogénese única, na qual o lugar central é ocupado pela fome nos tecidos, principalmente a deficiência de nutrientes no sangue e a resposta inadequada do organismo à redução ou cessação da ingestão de alimentos do exterior, expressa no reforço da função do trato gastrointestinal.

7 . A sazonalidade das exacerbações da úlcera péptica deve-se à ação renovada dos factores etiológicos em determinadas épocas do ano. A recorrência da doença na primavera e no outono, nas zonas rurais, está associada a um aumento do dispêndio de energia resultante de um prolongamento significativo do dia de trabalho e da quantidade de trabalho físico durante as empresas de sementeira e colheita, acompanhado, em regra, por uma violação da dieta e do descanso. E nos alunos e estudantes, o agravamento ocorre durante a sessão de exame, especialmente a introdutória.

8 . O substrato patomorfológico da doença da úlcera péptica é a gastroduodenite erosiva, úlceras agudas e crónicas do estômago, a parte inicial do duodeno.

9 . O estômago e a parte inicial do duodeno nos doentes com úlcera péptica são o teatro de um, no máximo, dois actores - o ácido clorídrico e a pepsina, que desempenham um papel importante no desenvolvimento de erosões, úlceras agudas e transformação destas últimas numa forma crónica.

10 A cronicidade da úlcera ocorre como resultado da ação prolongada de factores etiológicos exógenos e endógenos não eliminados e do aumento persistente da agressividade ácido-péptica do suco gástrico.

11 Durante os períodos de exacerbação da úlcera péptica é caracterizada pela "ativação" de úlceras crónicas do estômago e do duodeno. Um sinal de "atividade" das úlceras crónicas é a presença de uma zona de infiltração inflamatória à sua volta.

12 Para os doentes com úlcera péptica do estômago e do duodeno é caracterizada pelo fenómeno de infiltração do suco gástrico através da úlcera na espessura da parede do estômago e do duodeno.

13 Um dos sinais morfológicos da úlcera gástrica e duodenal crónica é a presença de microfendas na superfície da úlcera e de microcanais na espessura da haste do tecido conjuntivo da zona periulcerosa, através dos quais se processa a infiltração do suco gástrico, determinando o estado de "atividade" da úlcera crónica. Assim, uma úlcera crónica não é apenas uma zona de destruição da parede do estômago e do duodeno, mas também o início de numerosas passagens colectoras na parede do órgão, através das quais se dá a infiltração do suco gástrico. A disseminação do suco gástrico através do tecido paravasal, perineural e das camadas intermusculares das paredes destes órgãos à volta da úlcera leva ao desenvolvimento de alterações inflamatórias e, posteriormente, escleróticas nas estruturas correspondentes.

14 A frequência das complicações da úlcera péptica e a gravidade das alterações morfológicas características das úlceras gástricas e duodenais crónicas estão intimamente relacionadas com o nível de secreção gástrica. A dimensão do infiltrado inflamatório periulceroso nas úlceras crónicas é diretamente proporcional ao volume do suco gástrico, à acidez total e ao teor de ácido clorídrico livre, tanto no período basal como no período estimulado, e inversamente proporcional à quantidade de muco insolúvel no suco gástrico.

15 A razão para o desenvolvimento de alterações vasculares secundárias na zona periulcerosa é também a infiltração de suco gástrico através do defeito ulcerativo na parede do estômago e do duodeno ao longo do plexo paravasal.

16 . A localização típica das úlceras crónicas na pequena curvatura do estômago deve-se às características do relevo da mucosa gástrica e aos padrões de fluxo da parede do suco gástrico - a partir das dobras caóticas do fundo e da grande curvatura do corpo do estômago ao longo das dobras colectoras na pequena curvatura, mais frequentemente na área do canto do estômago.

17 A classificação proposta é simples e fácil de aplicar, abrange todas as localizações e fases da doença, reflecte a unidade das formas e o grau das manifestações clínicas da úlcera péptica.

18 No processo de diagnóstico da úlcera péptica do estômago e do duodeno, é necessária uma avaliação abrangente dos estados de todos os órgãos e sistemas, especialmente o sistema nervoso central, a função das glândulas endócrinas e o nível de metabolismo.

19 O tratamento etiopatogenético da úlcera péptica deve incluir medidas para eliminar o impacto dos factores ulcerogénicos no corpo humano, formas de suprimir a função produtora de ácido do estômago e métodos para parar a infiltração de suco gástrico através do defeito da úlcera na espessura da parede do estômago e do duodeno. Para conseguir a cessação do impacto dos factores etiológicos podem existir duas formas: a sua eliminação ou a alteração do tipo de resposta do organismo à sua ação. No âmbito do conceito de alteração do tipo de resposta do organismo à ação dos factores etiológicos, entende-se a prestação de assistência psicoterapêutica de emergência para aliviar a situação de stress. De grande importância pode ser, não para o tratamento, mas para a prevenção da úlcera péptica e das suas recorrências, a educação das qualidades pessoais de uma pessoa, especialmente dos jovens, de modo a desenvolver uma resposta adequada aos factores de stress, à fome que se desenvolve devido à falta de alimentos. Isto inclui, por exemplo, exercícios de ioga, jejum voluntário no mês do Ramadão para os muçulmanos, observância do mandamento cristão sobre a pecaminosidade mortal dos sentimentos de inveja, raiva e outras tradições úteis de diferentes religiões aceitáveis para este fim.

20 Um dos benefícios terapêuticos proporcionados aos doentes com úlceras crónicas de qualquer localização, de forma urgente, deve ser o encerramento da porta de entrada do suco gástrico na superfície da úlcera e o bloqueio da sua posterior infiltração através de microcavidades na espessura da parede do estômago e do duodeno. Quando é detectada uma úlcera crónica, a gastroduodenofibroscopia de diagnóstico deve transformar-se em terapêutica. O sangue "quente" retirado da veia do próprio doente é o melhor meio de aposição da úlcera. A auto-hemoplastia endoscópica da úlcera, para além da formação de trombos na superfície da úlcera, leva à oclusão de microfendas na parede da úlcera e à cessação da infiltração de suco gástrico através delas, tem um efeito analgésico rápido e melhora significativamente a qualidade de vida do doente com úlcera péptica.

21 A utilização da auto-hemoplicação endoscópica de úlceras em doentes com úlceras duodenais crónicas não complicadas aumenta a eficácia da terapia conservadora antiulcerosa e reduz significativamente o tempo de cicatrização das úlceras. A auto-hemoplicação endoscópica da úlcera pode ser utilizada para o tratamento de doentes com úlcera gástrica e duodenal na fase de exacerbação, acompanhada de síndrome de dor intensa.

22 A terapia da dieta deve estar em primeiro lugar entre os benefícios terapêuticos da úlcera péptica. Os alimentos devem ser calóricos, de fácil digestão e com boas propriedades tampão. Ao determinar o conteúdo calórico da dieta terapêutica para doentes com úlcera péptica, é necessário ter em conta o sexo, a idade, a profissão, os dados antropométricos, a patologia concomitante e, claro, o grau de fome. No início da doença, é obrigatório prescrever nutrição parentérica.

23 Deve ser lembrado que o repouso na cama, pelo menos a curto prazo, proporcionando economia de energia, é um método patogénico de tratamento da úlcera péptica.

24 . Os critérios para avaliar a eficácia da terapêutica antiulcerosa são o desaparecimento dos sintomas, a melhoria do quadro endoscópico, a redução da acidez do suco gástrico, a normalização da função das glândulas endócrinas e o estabelecimento de um balanço positivo de azoto e, subsequentemente, o aumento de peso.

25 . Cada um dos métodos de tratamento cirúrgico da úlcera péptica, utilizados em função das formas e fases da doença, do tipo de complicações, do estado geral do doente, tem direito à cidadania. Mas entre eles merece especial atenção a ressecção gástrica, que é realizada para reduzir a secreção gástrica e remover o substrato morfológico da úlcera crónica. De outros métodos de tratamento cirúrgico da úlcera péptica distingue-se pela sua radicalidade. O aperfeiçoamento da técnica de ressecção gástrica, a introdução de novas tecnologias na sua produção reduziram significativamente a frequência de complicações indesejáveis desta operação, entre as quais o maior perigo para a vida do doente é a falha das suturas do coto duodenal, gastroduodeno- e gastroenteroanastomoses.

26 O insucesso das suturas do coto duodenal após a ressecção gástrica de úlceras duodenais crónicas é frequentemente causado por uma combinação de factores gerais e locais. Entre os factores gerais, destacam-se a anemia e a hipoproteinemia e, entre os factores locais, a grande dimensão da própria úlcera e o infiltrado inflamatório à sua volta, bem como a localização da úlcera no semicírculo posterior do bolbo e na parte pós-bulbar do duodeno. Para reduzir a incidência de complicações pós-operatórias precoces, incluindo a falha das suturas do coto duodenal durante a ressecção gástrica em doentes com localização da úlcera péptica no duodeno, é necessária a correção pré-operatória da anemia, da hipoproteinemia, bem como a adoção de medidas activas para reduzir o tamanho do infiltrado inflamatório periulceroso e da própria úlcera.

27 . A ressecção gástrica na úlcera péptica deve ser realizada na fase de remissão da doença, depois de a "atividade" da úlcera duodenal crónica ter diminuído. A aplicação de sangue através do endoscópio é um componente importante da preparação pré-operatória. O momento ideal para a operação ocorre uma semana após a auto-hemoplicação endoscópica da úlcera. Nesta altura, a "atividade" da úlcera diminui acentuadamente, o tamanho do infiltrado inflamatório periulceroso diminui significativamente e criam-se condições mais favoráveis para a remoção da úlcera, o tratamento do coto duodenal e a gastroduodenoanastomose, o que leva a uma diminuição acentuada da incidência de complicações pós-operatórias precoces da ressecção gástrica.

28 A auto-hemoplastia endoscópica da úlcera duodenal é efectuada sem preparação especial dos doentes com o estômago vazio. Posição do paciente "no lado da úlcera". 4-5 ml de sangue da veia do cotovelo do próprio paciente é desejável para tomar após o início da anestesia das partes superiores do trato gastrointestinal imediatamente antes da esofagogastroduodenoscopia. A aplicação de sangue com uma seringa através de um cateter é necessária na cratera da úlcera. Se não for encontrada nenhuma úlcera, é aceitável a irrigação do bolbo duodenal com sangue.

29 Ao selecionar pacientes com úlcera péptica para preparação pré-operatória de acordo com o método proposto deve ter em conta o seu sexo, idade, gravidade do quadro clínico da doença, a presença de complicações e indicadores de secreção gástrica. Para os doentes de tenra idade, do sexo masculino, com um quadro clínico pronunciado da doença e índices elevados de secreção gástrica, as grandes dimensões do infiltrado inflamatório periulceroso são mais frequentemente características.

30 A úlcera péptica do estômago e do duodeno é uma doença humana adquirida em resultado da não perfeição das nossas relações e das nossas relações entre nós, em princípio, é um dos sintomas da doença da sociedade humana, que, penso e acredito, se libertará necessariamente desta doença à medida que se aproximar do seu ideal.

REFERÊNCIAS

1. Abasov I.T., Radbil. S. Doença da úlcera. - Baku: Medicina, 1980. -257 c.

2. Alimov V.A., Nurmukhamedov R.M., Faizullaeva H.F. Morphologic and some histochemical changes in the gastric wall of gastric ulcers histochemical changes in the gastric wall in elderly and senile persons in gastric ulcer and duodenal ulcer // Med. Zhurn. Uzbequistão. 1975. №ll.c. 41-45.

3. Andreeva R.M.Processos destrutivos e reparadores na área das lesões ulcerativas da pequena curvatura do estômago: Tese do autor de Cand. lesões da pequena curvatura do estômago: Tese do autor de Cand. of Medical Sciences-Petrozavodsk, 1970.-24 p.

4. Aruin L.G. Regeneração da mucosa gástrica e seu significado clínico//. Clin. medicine. - 1991. -№ 2-C.55-63.

5. Aruin L.I. Regeneração da mucosa em vários órgãos e tecidos // No livro: Resultados da Ciência e Tecnologia da ciência e tecnologia. T.4, Anatomia Patológica, Moscovo-1983. -C.3-40.

6. Aruin L.I. Doença da úlcera. (Mesa redonda) // Ter.arkh.-1990.- N2.-C.7-. 28.

7. Bakhtiyarov V.A. Morfologia da doença da úlcera gástrica: Avtoref.dis. dr.med.nauk.- .Ryazan, 1958.-45 p.

8. Berlin L.B., Lisichkin B.G., Safonov K.I., V.M. Uspensky V.M. Atlas de histologia patológica da membrana mucosa da úlcera gástrica. Histologia da mucosa do estômago e do duodeno//-L.: Medicina, 1975.-281 c.

9. Belsky N.E., Atamanchuk N.S. Características clínico-anatômicas na combinação de infarto do miocárdio e duodeno/. Infarto do miocárdio e úlcera gástrica ou duodenal// Clin.medina-1978.- № 3.-S.33-39.

10. Buyanov V.M., Mokhovskiy V.V., Perminova G.I., Fokin N.S. Therapeutic endoscopy Gastroduodenal ulcers-Stavropol: Stavropol book publishing house, 1986.-211 p.

11. Boger M.M. Doença da úlcera - Novosibirsk. Nauka, 1986.-256 p.

12. Bojanovic K. Patogénese da doença da úlcera péptica e do córtex adrenal// Clin. medina.-. 1974.-T.52.-№ll.-C.38-43.

13. Bykov K.M., Kurtsin I.T. Teoria córtico-visceral da patogénese da doença da úlcera péptica. M.: Izd-vo A.USSR, 1952.-250 p.

14. Vanstein S.G. Tobacco smoking and gastroduodenal ulcers // Clin. medicine, 1978.-. N3.-C.11-18.

15. Vasilenko V.H. O que não sabemos sobre a doença da úlcera // Act. vopr. gastroenterologia. M., 1970.-Vyp.3.-C.3-17.

16. Vasilenko V.H., Grebenev A.L. Doenças do estômago e do duodeno - M., 1981.-341 c.

17. Vasilenko V.H., Grebnev A.L., Sheptulin A.A. Doença da úlcera - M.: Medicina, 1987.-286 c.

18. Vasiliev Y.V. Doença da úlcera // Ter.arkh.-1990.-N2.-S.7-28.

19. Vikhriev B.S., Paris E.I. Úlceras agudas do trato digestivo em vítimas de queimaduras// Vest, bums// Vest. ofSurgery. Грекова-1978.-T.120, N5.-C.87-91.

20. Volynets S.E., Mishchenko E.D., Odintsova A, Chesnokova E.V. Execução de glicocorticóides e seu metabolismo em pacientes com úlcera duodenal. //Клин.медицина-1978.-№.-C.30-33.

21. Geller L.I. Fundamentos de endocrinologia clínica e do sistema digestivo. Vladivostok: Far Eastern University Press, 1988.-152 p.

22. Geller L.I., Alekseenko S.A. Velocidade de regeneração do epitélio da mucosa gastroduodenal em doentes com gastrite crónica e úlcera péptica// Clin. medicine-1981.-N8.-C.71-75.

23. Gerasimov N.M., Tulenova V.H. Atividade adrenocorticotrópica da glândula pituitária e atividade glucocorticoide em doentes com gastrite crónica e úlcera péptica. função glucocorticoide das glândulas supra-renais em doenças cirúrgicas do trato gastrointestinal// Act. Vopr. surgery-T., 1978.-Vyp.11.-S.33-35.

24. Gogin E.E., Kalinin A.V., Parfenov A.I. et al. Algumas questões de clínica e tratamento da síndrome isquémica abdominal crónica // Ter. arkh.-1980.-N8.-S.103-. 106

25. Horizontov P.D., Belousova O.I., Fedotova M.I. Stress e sistema sanguíneo - M.: Medicina, 1983.-236. p.

26. Grigoriev P.Ya. Diagnóstico e tratamento da úlcera gástrica e duodenal. úlcera duodenal - M.: Medicina, 1986.-224 p.

27. Gubar V.L. Fisiologia e patologia experimental do estômago - M.: Medicina, 1970.-260 c.

28. Demling L. Patogénese, diagnóstico e tratamento das úlceras pépticas //. Act. vopr. gastroenterologia-M., 1974.-Vyp.7.-S.199-201.

29. Dorofeev G.I., Uspensky V.M., Lufit V.M. Mechanisms of chronicization of peptic ulcer disease // Ter. disease// Ter. arkh.-1988.-N 2.-C78-11.

30. Evtushenko V.P. Development of peptic ulcer disease in diseases of respiratory and cardio-vascular system// Vrach.P. Vascular system// Physician.delo-1974.-N3.- S.79-81.

31. Esenin V.I. Materiais sobre o estado da função motora e secretora do estômago e do duodeno em pacientes com úlcera péptica: Avtoref.dis

Cand.med.nauk.-M., 1971.-23 p.

32. Zherdin I.V.V. Vasos sanguíneos intra-estenais do estômago e as suas alterações no decurso da doença ulcerosa: Relatório do autor. doença ulcerosa: Tese do autorDoutor de
ciências médicas-Gorky, 1957.-52 p.

33. Zherebtsov L.A. Sobre a combinação de hepatite crónica e cirrose hepática com úlcera péptica. úlcera gástrica ou duodenal// Clin. medicine.-1971.-N1.-C.-84-88.

34. Kalugina. G.V., Lysochenko V.A., Guebaeva L.Ya. Úlceras agudas do trato gastrointestinal em pacientes com doenças do sistema cardiovascular// Ter.arkh.- 1975.-N12.-C.122.-125.

35. Kalinka V.D. Sobre as alterações dos vasos sanguíneos nas úlceras crónicas malignas do estômago//. úlceras gástricas crónicas// Química e Medicina. -Riga, 1964.-C.44-45.

36. Kalish Y.I., Sadykov R.A., Makarov K.I., Khalmuratov A. Aplicação de lasers de hélio-néon em cirurgia. lasers de néon em cirurgia // Método de recomendações, Tashkent -1994.

37. Kalish Y.I., Tuliaganov I.A., Strussky L.M. et al. Luz vermelha no tratamento de úlceras gastroduodenais // Medical Journal of Uzbekistan, 1993.-N-P.15-18.

38. Kanischev P.A. Características da personalidade de pacientes com doenças do aparelho digestivo// Gastroenterology. system// Gastroenterology-Kiev, 1982.-Vyp.14-P.33-36.

39. Kanischev P.A., Volintsev E.S. Fundo hormonal de úlcera péptica e gastrite crônica / / Physician.fleno. гастрита// Врач.дело-1970.-Ю1.-С.104-107.

40. Kardanov Ch.H. Alterações nos vasos arteriais do estômago na doença ulcerosa e nos tumores cancerosos: Autoref.
tumores cancerígenos: Autoref.dis. Cand.med.nauk.-Petrozavodsk, 1969.-25 p.

41. Kireev P.M., Krasnovaeva G.A., Levina S.I. Úlceras gastrointestinais agudas em doenças cardiovasculares// Cardiologia-1971.-N2.-
S.92-95.

42. Kiseleva L.A., Monakhov B.V. Função glucocorticoide do córtex suprarrenal na doença ulcerosa gástrica// Zdravookhranenie Kazakhstana-1972.-N 10-C.30-32.
úlcera gástrica// Cuidados de saúde do Cazaquistão-1972.-N 10-C.30-32.

43. Klimov P.K. Inter-relações funcionais no sistema digestivo. Leningrado, Izd. "Nauka", 1976. 272 c.

44. Kovalchuk L.A. Prevenção de complicações isquémicas no tratamento cirúrgico de úlceras de acordo com o fluxo sanguíneo regional.

doença ulcerosa de acordo com o fluxo sanguíneo regional na membrana mucosa do estômago e do duodeno// Clin. surgery-1983.-N8.-S.17-20.

45. Krutskikh E.V. Doença ulcerosa e alterações da mucosa gástrica na cirrose.

печени//Клин.медицина-1969.-Ю0.-С.52-56.

46. Kudryavtsova T.N., Laskovaya A.I., Entina T.K. Significância das hormonas do córtex suprarrenal na função secretora do estômago.

na função secretora do estômago em pacientes com úlcera péptica//Medicine.delo-1997.-N7.-C.72.

47. Kurtsin I.T., Shilov P.P., Lebedov F.M. Sobre o conceito moderno de doença ulcerosa //Ter.arkh.arkh.zh. 6one3HH//Tep.apx.-1967.-N6.-C.90-94.

48. Kushnir V.E., Kozachuk Yu.S. Relação entre a doença ulcerosa e o enfarte do miocárdio// Physician V.E., Kozachuk Yu.S., Kozachuk Yu. миокарда// Врач.дело-1969.-№-С.64-68.

49. Lipovsky S.M. Glândulas endócrinas e estômago. -L.: Medicina, 1969.-203 p.

50. Loginov A.S., Aruin L.I., Smotrova I.A. Significância de Sampylobacter pyloridis na etiologia de gastrite e úlceras.

etiologia da gastrite e da úlcera péptica//clin. Medicina, 1987.-N8.-C.20-25.

51. Loginov A.S., Kondratova Z.D., Ioffe V.S. Sobre as úlceras "hepatogénicas" do estômago e do duodeno//. úlceras duodenais// Act. vopr. vopr. gastroenterology- M., 1974.-Vyp.7.-S.251-256.

52. Lorie I.F. Doença da úlcera - M., 1958.-241s.

53. Mayorov V.M., Mamatkulov H.N. Lesões ulcerosas do estômago em idosos e na idade senil. -T.: Medicina, 1991.-216s.

54. Masevich C.G., Emskaya K.M.Peculiaridades da agressão ácido-péptica em pacientes com úlcera péptica// Сов. ULCER disease// Sov.meditsina.1980.-N9-C.7-10.

55. Minushkin O.N., Tsodikov G.V., Shcherbakova N.V. O estado da membrana mucosa do do estômago em pacientes que recebem hormonas glucocorticóides (de acordo com gastroscopia e gastrobiopsia)// Akt. Problemas de gastroenterologia-M., 1972.-Vyp.5.-S.126-138.

56. Monastyrev Y.P. Thyroid function in peptic ulcer disease (Função tiroideia na úlcera péptica).

úlcera duodenal // Clin.medina-1974.-T.52, N1.-S.100-104.

57. Mysh G.D. Pathophysiologic aspects of peptic ulcer surgery// Novosibirsk: Nauka,1983.-C.3-20.

58. Oster A.N., Rizaev M.N. Radiologic semiotics of gastric disease-Tashkent, Medicine, 1987.-C.158.

59. Pokrotniek J.A., Strelis E.A., Kalinka R.F., Skuja N.A. Dinâmica das recorrências de úlcera crónica e o estado da mucosa. úlcera crónica e o estado da mucosa gástrica // Ter. arkh.-1983.-N 2.-S.15-18.

60. Potashov L.V., Ignashov A.M., Morozov V.P., Sedov V.M. Estenose de compressão do do tronco ventral como uma das causas da doença isquémica dos órgãos digestivos // Cardiologia. Кардиология-1980.-и 2.-C.24-28.

61. Potashov L.V., Ignashov A.M., Morozov V.P., Tsyura V.I. Estenose extravasal da artéria primitiva e úlceras dos órgãos digestivos. Estenose da artéria pituitária e úlcera péptica///Vest. ofSurgery. rpeKOBa-1978.-N8. C. 145.

62. Potashov L.V., Knyazev M.D., Ignashov A.M. Doença isquémica dos órgãos digestivos. órgãos digestivos-M.: Medicina, 1985.-213 p.

63. Prozorovsky BM, Yakusheva IV Inter-relação entre doença ulcerosa e sistema neuro-endócrino / / Para o problema da doença ulcerosa: Сб.науч.работ.-Л., 1949.- C.66-72.

64. Radbil O.S., Adlova A.N. Peptic ulcer disease of the stomach and duodenum and some chronic pulmonary diseases//. algumas doenças pulmonares crónicas// Kazan.med.zhurnal-1963.-N3.-S.7-11.

65. Rosolovsky A.P.The influence of thyroid gland on the occurrence of trophic gastric lesions under stress. lesões do estômago sob a ação do stress e dos esteróides// Problems of endocrinology-1974.-N 5.-S.70-72.

66. Ryss S.M. Ulcer disease// Diseases of the digestive organs-M., 1966.-S.98-173.

67. Ryss S.M., Ryss E.S. Doença da úlcera. L., Medicine. 1968. 265 c.

68. Ryabov G.A. Condições críticas em cirurgia. Moscovo, Medicina. 1979. 312 c.

69. Savelyev V.S., Buyanov V.M., Lukomsky G.I. Endoscopia dos órgãos da cavidade abdominal. M.: Medicina, 1985.-310 p.

70. Salupere V.P., Maaroos I.G., Wabo R.M. Timing and conditions of ulcer healing in ulcer disease. ulcer disease// Ter.arkh.-1981.-N2 -C.19-21.

71. Samsonov V.A. Doença da úlcera - Petrozavodsk, 1975.-264 p.

72. Sveshnikova N.A. Alguns dados sobre o estado do metabolismo das proteínas na doença da úlcera péptica. // Para o problema da doença da úlcera: Coleção de trabalhos científicos-L., 1949.- S.89-94.

73. Skuya N.A. Alterações funcionais e morfológicas do estômago na doença ulcerosa do cólon duodenal. úlcera duodenal: Tese do autor Cand.med.nauk.-Riga, 1955.-30 p.

74. Smagin V.G., Vinogradov V.A. Caracterização endocrinológica da úlcera duodenal// Ter.arkh.arkh. ulcer// Ter.arkh.-1983.-T.55, N1.-C.112-117.

75. Smirnov N.S. Comparação dos resultados do exame gastroscópico e roentgenológico na úlcera gástrica//. Comparação dos resultados do exame gastroscópico e roentgenológico na úlcera gástrica// Clin. Медицина-1947.-H3.-C.37-41.

76. Sokolov L.K.Atlas de endoscopia gástrica e duodenal._M., 1975.-69 p.

77. Solovtsova T.N., Solomentseva N.N. Estado funcional da glândula tiroide no curso sem complicações da úlcera duodenal// Coleção de trabalhos científicos do Instituto Médico do Quirguistão-Frunze, 1979.-T.137.-S.28-33.

78. Strukov A.I.. Pathological anatomy-M.: Medicine, 1967.-431 p.

79. Usov D.V. Sobre a inter-relação de cirrose hepática, úlcera péptica e úlcera duodenal // Clin. medicine-1968.-N 2.-S.25-28.

80. Fischer A.A. Hypersecretion and hyperplasia of the gastric mucosa in peptic ulcer disease. doença: Avtoref.dis doutor em ciências médicas. Krasnodar, 1972.-45 p.

81. Fishzon-Ryss Y.P., Ryss E.S. Gastroduodenal ulcers.-L.:Medicine, 1978.-228 p.

82. Khachiev L.G., Khachiev G.L. Para a questão da falha de sutura do coto do duodeno após a ressecção gástrica // Annals. das suturas do coto do duodeno após a ressecção gástrica// Annals. Anais do NCCh de MH Ruz T.l.Tashkent, 1994.-S.86-91.

83. Khachiev L.G., Khachiev G.L. Formas de melhorar os resultados do tratamento cirúrgico de pacientes com gastroduodenite gástrica hemorrágica. com úlceras gastroduodenais hemorrágicas// Annals ofNCCh MH Ruz. T.l.Tashkent, 1994 C.91-96.

84. Composição química dos produtos alimentares/ Editado por Acad. A.A.Pokrovskiy.
M.: Indústria Alimentar, 1977.-304 p.

85. Khokholya V.M. Acute gastroduodenal ulcers and erosions after vagotomy // Surgery Ulcer disease and diseases of the operated stomach._T.: Medicine, 1982.- S.238-239.

86. Tsodikov G.V. Estudo do efeito da aspirina e da prednisolona na membrana mucosa do estômago humano// Act.vopr.vopr.gastroenterologii.-M., 1974.=Vyp.7.-S.259-270.

87. Tsodikov G.V., Klimenko V.V.Influência do ácido acetilsalicílico na fornecimento de sangue e estrutura da mucosa gástrica (estudo experimental e morfológico)// Ácido acetilsalicílico. estudo morfológico)// Act.vopr.vopr.gastroenterologii.- M., 1976.-Vyp.9., T.2. C.86-89.

88. Shalimov A.A., Saenko V.F. Cirurgia do trato digestivo. Kiev. Zdorovya. 1987. 559 c.

89. Shalimov A.A., Shalimov S.A., Kopchak V.M. et al. O papel da isquemia crónica no desenvolvimento da patologia dos órgãos digestivos //Klin. surgiya-1980.-N11.-S.20- 24.

90. Shalimov S.A., Korotkiy V.N., Polinkevich B.S. Operative treatment of ulcer disease in patients with liver cirrhosis. doença ulcerosa em pacientes com cirrose hepática// Cirurgia da doença ulcerosa e doenças do estômago operado.

estômago operado. T.: Medicina, 1982.-C.86-87.

91. Shulman V.Sh. Caracterização clínica e morfológica do estado do duodeno na hepatite crónica e cirrose hepática: Auth   kand.med.nauk.-L., 1969.

29 p.

92. Eshbekov M.E. New aspects of pathogenesis and surgical treatment of chronic gastroduodenal ulcers. úlceras gastroduodenais. Dissertação, Tashkent, 1999.

93. Yudin S.S. Estudos de cirurgia gástrica. -M.: Medicina, 1965.-256 p.

94. Yakhontova O.I. Estados morfológicos e funcionais de algumas glândulas digestivas (intestino delgado). glândulas digestivas (intestino delgado e pâncreas) na hepatite crónica e cirrose. hepatite e cirrose hepática. Avtoref. diss.dr. med. ciências- L., 1975.36 p.

95. Yakhontova O.I., Krutskikh E.V., Valenkevich L.N. Distúrbios secretórios e morfológicos do estômago e duodeno em pacientes com hepatite crônica e cirrose hepática // Clin. cirrose hepática // Clin. medicina-1974.- № 7,- pp. 67-71.

96. Antalik J/ Die Geshwttre der groben Kuryater dea Magens//Radiologia Diagnostica-1979.-vol. 20, N 6.-P.14-19.

97. Beger H.Q., Mevea M., Apitzech D. Diagnose und operative Beliandiwig bei Arteria -coeliaca - Kompression//Btach. Mtd. Wachr.-1975.-Bd. 100.s.464-471.

98. Bergan J.J. Recognition and Treatment of intestinal iashemia//Surg. Olin. N. Amer.-1967-vol.47, N 1.-P.109-126.

99. Carriello I. Raportu fra leeioni yaecolari di tipoobliterante ed uloera gastroduodenale//Gaz. Int. Med. Ohir. -1965.-Vol. 70, N 16.-P. 1313-1325.

100.   Di M., Jto V., Kumagai P. et al. Possível mecanismo de controlo duplo na origem da úlcera péptica. Um estudo sobre a localização da úlcera afetada pela mucosa e pela musculatura // Gastroenterology- 1969.- Vol. 57. N 3.- P/280-289.

101. Dragstedt B.R. The Pathogenesis of duodenal and gastric ulsers// Amer. J. Surg.- 1978.- Vol.136, N 3.-P. 286-301.

102. Grawford E.S., Morris G.C., Myhre H.O., Roehm J.O. Eixo celíaco, oclusão da artéria mesentérica superior e da artéria vesentérica inferior: considerações cirúrgicas// Sugeri-1977.-Vol. 82, N 6.-P.856-866.

103. Grossman M.J. Peptic ulcer. The pathophysiological background// Scand. J.Gastroenterol.- 1980- Vol.15, Suppl..58.-P. 7-16. . Hahaen H.J.R. Angina abdominal. Resultados da reconstrução arterial em 12 pacientes // Ata Chir. Scand.- 1976.-Vol.122, H4.- P. 319-325.

104. Hall R., Bunch G.A., Humphrei C.S. Arteriosclerose, úlcera duodenal, grupo sanguíneo e estado secretor// Brit. Mod. J/-1971.-Vol.3, N 5777-P. 767-769.

105. Harjola R.T. A rare obstruction of the coellac arteri//Amer. Ohir. Gynaek. Jenn.-1963.-Vol.52, H 2.-P.547-550. . Mihas A.A., Laws H.J., Jander I.R. Surgisal treatment of the celisc axic ocaipreosion sindrom// Amer. J. Surg.-1977-Vol. 133, N 6-P. 688-691.

106. Olbert F. et all. Цит. По Л. В. Поташову с соавт. Ишемическая болезнь органов пищеварения - Л., Медицина, 1985.

107. Semple P.F., Ruesel R.J. Rjle of bile asids in the pathogenesis of aspirin- induced gastric mucosal hemorrhage in rats//Gastroenterologe.-1975.-vol.68, N1.-P. 67-70.

108. Svanes K., Ulven A. Gastric ulseraetion associated with experimental vascular oclusion // Digestion. - 1977.-Vol. 15, N 6 - P. 517-52.

109. Sturdevant K.A.L., Walsh J.H. Duodenal ulser in gastrointestinal disease- New York,1975.-P.840-860.

110. Taylor J.I.I, Walsh J.H.G. Hormonas na úlcera péptica// Prac. Gastroenterologia- 1980.-Vol.14. N 2.-P.27-31.

111. Теппермен Дж., Теппермен Х. Физиология обмена веществ и эндокринной системы. М., "Мир". 1989. Перевод с английского доктора мед. наук В.И. Кандора.

112. Thomas J., Greig M., Piper B.M. Chronic gastric ulser and life events//Gastroenterology- 1980.-Vol.78.-P.905-911.

113. Thompson J.C. Alterações na secreção gástrica após a derivação portacaval// Amer.
J. Surg.- 1969.-Vol.117, n 6.-P. 854-875.

114. Wormsley K.G. Smoking and duodenal ulcer//Gastroenterol-1978.-Vol.75, N 1.- P.139-142.

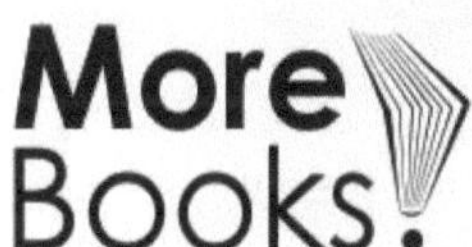

More
Books!

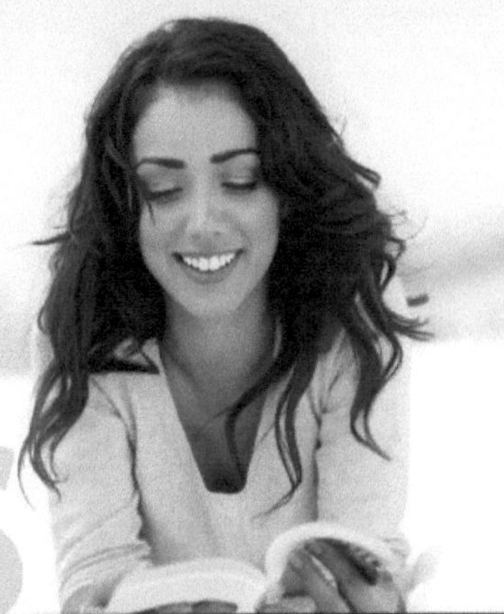

yes
I want morebooks!

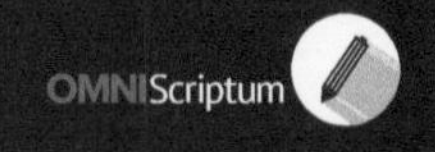

info@omniscriptum.com
www.omniscriptum.com
OMNIScriptum